靳三针速记手册

张东淑　王升旭　黄　泳　主编
陈兴华　主审

化学工业出版社
·北京·

“靳三针”是我国著名针灸学家、广州中医药大学首席教授靳瑞教授集历代针灸名家的临床经验之精华，总结现代国内外针灸临床经验之研究成果，经过反复、系统的临床和实验研究而总结、创造出来的，被针灸界誉为“岭南针灸新学派”。

本书根据靳老心血结晶总结而来，结合前辈已有研究成果，将其中45组穴组中的穴位从定位、主治、刺灸法、释义四方面进行了简要阐释，并突出强调靳三针组穴处方特色，结合相关研究进展，总结其临证配伍及常见适应证，配合速记总结及歌诀。

本书适合广大临床工作者、针灸爱好者参考阅读。

图书在版编目(CIP)数据

靳三针速记手册/张东淑，王升旭，黄泳主编.—北京：化学工业出版社，2012.6（2024.10重印）
ISBN 978-7-122-14332-7

Ⅰ.①靳…　Ⅱ.①张…②王…③黄…　Ⅲ.①针灸疗法-手册　Ⅳ.①R245-62

中国版本图书馆CIP数据核字（2012）第104682号

责任编辑：邱飞婵　李少华　　文字编辑：王新辉
责任校对：宋　玮　　装帧设计：关　飞

出版发行：化学工业出版社（北京市东城区青年湖南街13号　邮政编码100011）
印　　装：北京盛通数码印刷有限公司
850mm×1168mm　1/32　印张7　字数214千字
2024年10月北京第1版第16次印刷

购书咨询：010-64518888　　售后服务：010-64518899
网　　址：http://www.cip.com.cn
凡购买本书，如有缺损质量问题，本社销售中心负责调换。

定　　价：39.80元　

编写人员名单

主　编　张东淑　王升旭　黄　泳

副主编　钟　正　何子燊　方　茜

主　审　陈兴华

编　者　(以姓氏笔画为序)

王升旭　方　茜　伍沃操　李月梅

何子燊　肖少英　张东淑　陈俊琦

郑　禹　钟　正　黄　泳　甄尔传

潘洪权

插　图　李梦飘

前言

“靳三针”是我国著名针灸学家、广州中医药大学首席教授靳瑞教授集历代针灸名家的临床经验之精华，总结现代国内外针灸临床经验之研究成果，经过反复、系统的临床和实验研究而总结、创造出来的，被针灸界誉为“岭南针灸新学派”。

笔者在广州中医药大学攻读硕士期间，就开始接受“靳三针”疗法和精神的熏陶。经常在校园里看到已近古稀之年的靳老，笑容可掬地同师生交谈，倍感亲切。后有幸成为靳老2005级博士生，在跟随靳老学习与听从靳老谆谆教诲的过程中，获益良多，受用终生。以下根据前辈研究成果，简要阐释笔者对“靳三针”疗法的理解，不当之处，尚祈同道不吝指正。

“靳三针”疗法的精华，首先体现在“三针”的含义上。《道德经》有云：“道生一，一生二，二生三，三生万物。”针灸治疗疾病的精髓也蕴涵于此。“选穴精、疗效佳”是针灸临证遵循的基本法则，靳老根据多年的临床经验总结发现，很多疾病常常可以用三针便能解决，神医华佗曾说：“针灸不过数处”，这个数，靳老便把其定为三。因而这个“三针”，靳老认为有其特殊的含义：不仅寓意事物生气勃发、生生不息，可达穴简效捷之目的；同时，也寓意着“靳三针”疗法能够源远流长，后人可据此发扬下去。

“靳三针”疗法的精华，其二体现在组穴处方特色。由靳瑞教授创立及其弟子发展而来的“靳三针”针灸治疗体系目前共有45组，其组穴原理主要包括以下几方面。

(1) 根据病灶部位组穴配方　如“耳三针”、“眼三针”、“膝三针”、“踝三针”，靳老根据腧穴的近治作用，在病灶的上、中、下三部取穴，其优势在于可疏通局部经络气血，对局部病灶的恢复具有重要的意义。

（2）根据脏腑辨证组穴配方　如“肠三针”、“脂三针”、“肥三针”，靳老根据病变所涉及的脏腑，选用与调整脏腑功能密切相关的特定穴，可达到提高临床疗效的目的。

（3）根据经脉循行组穴配方　如“腰三针”、“乳三针”、“坐骨针”，靳老根据腧穴的远治作用，将局部取穴与远部取穴相结合，其优势为远近结合、上下相迎，体现了“经脉所过、主治所及”的针灸治疗原则。

（4）根据腧穴的协同功能组穴配方　如“智三针”、“突三针”、“闭三针”，靳老将治疗疾病具有协同作用的腧穴进行配伍应用，其优势为对于疑难杂症，可达到协同增效之目的。

“靳三针”疗法的精华，其三反映在靳老针法特色上。

（1）靳老提出针刺治神特色　不仅强调针刺前定神、察神，即针刺施术前医者聚精会神、对患者静默察神；针刺中入神、合神，即针刺时医者全神贯注，令医患“两神合一”，行针得气；还重视针刺后静神、养神，即针刺后医者嘱咐患者谨慎调养、增强信心。

（2）靳老向来重视针刺手法的重要性　如“鼻三针”，靳老强调针尖指向鼻腔，重手法浅刺，以眼流泪为度，同时令患者深呼吸，效果佳；“舌三针”三针齐发，呈品字形，行针使针感达舌下正中，方可获效。“眼三针”更是突破针刺常规深度，睛明、承泣、上明均刺入1.2～1.5寸，使临床运用针灸治疗视神经萎缩取得了良好疗效。

时光荏苒，与靳老一别已是数个年头，但靳老的言传身教一直让我难以忘怀。

最难忘，读博期间，多次与靳老促膝长谈，他朴实平凡的话语，事后回想总能悟出做学问与生活处事的智慧；

最难忘，靳老病榻旁，他依旧表情轻松，没人能觉察他正承受常人难以忍受的疼痛……

可喜的是，经过“靳三针”广大同仁与弟子的传承与努力，“靳三针”疗法无论从临床疗效到神经生理学研究都取得了很大的进步。笔者博士毕业后，进入南方医科大学中医药学院针灸教研室工作，有幸在靳老 1995 级博士生、南方医科大学中医药学院针灸教研室主任王升旭教授的指导下，在临床、教学工作中实践运用“靳三针”疗法，期盼能为“靳三针”的发扬光大尽一份微薄的力量。在本书的修改过程中，有幸得到靳老 2004 级博士生——广州中医药大学陈兴华教授的指导，陈兴华教授一直致力于靳三针疗法的传承与推广工作，也为本书提出了许多宝贵的意见，在此深表感谢！

本书根据靳老心血结晶，结合前辈已有研究成果，将靳三针 45 组穴组中的穴位从定位、主治、刺灸法、释义四方面进行了简要阐释，并突出强调靳三针组穴处方特色，结合相关研究进展，总结其临证配伍及常见适应证，配合速记总结及歌诀，仅借本人之手集诸靳三针人多年之研究成果，谨此希望能将“靳三针”推广至广大临床工作者、针灸爱好者。

由于行文仓促，能力有限，本书难免存在不足之处，欢迎诸位同行批评和指正！

南方医科大学中医药学院针灸教研室
张东淑
2012 年 3 月 于广州

目录

第一章 头颈面部疾患组穴处方/1

鼻三针（迎香、上迎香、印堂）…… 2
眼三针（眼Ⅰ针、眼Ⅱ针、眼Ⅲ针）…… 6
耳三针（听宫、听会、完骨）…… 11
舌三针（舌Ⅰ针、舌Ⅱ针、舌Ⅲ针）…… 15
面肌针（眼肌痉挛：四白、阿是穴）
（口肌痉挛：地仓透颊车、口禾髎、迎香）…… 18
叉三针（太阳、下关、阿是穴）…… 23
面瘫针（口角歪斜：翳风、地仓颊车互透、迎香）
（眼睑闭合不全：阳白、太阳、四白）…… 28
突三针（水突、扶突、天突）…… 33
颈三针（百劳、大杼、天柱）…… 37
褐三针（颧髎、太阳、下关）…… 42

第二章 神智疾患组穴处方/47

智三针［神庭、本神（双）］…… 48
足智针（涌泉、泉中、泉中内）…… 52
手智针（内关、神门、劳宫）…… 56
四神针（四神Ⅰ针、四神Ⅱ针、四神Ⅲ针、四神Ⅳ针）…… 61
脑三针［脑户、脑空（双）］…… 66
颞三针（颞Ⅰ针、颞Ⅱ针、颞Ⅲ针）…… 70
颞上三针（颞上Ⅰ针、颞上Ⅱ针、颞上Ⅲ针）…… 74
启闭针（隐白、水沟、听宫）…… 77
老呆针（百会、水沟、涌泉）…… 83
定神针（定神Ⅰ针，定神Ⅱ针，定神Ⅲ针）…… 88
痫三针（内关、申脉、照海）…… 91
晕痛针（四神针、印堂、太阳）…… 96
疲三针（四神针、内关、足三里）…… 101

郁三针（四神针、内关、三阴交） …… 106

第三章 躯干、四肢疾患组穴处方/113

肩三针（肩Ⅰ针、肩Ⅱ针、肩Ⅲ针） …… 114
手三针（曲池、合谷、外关） …… 118
足三针（足三里、三阴交、太冲） …… 122
腰三针（肾俞、大肠俞、委中） …… 126
坐骨针（坐骨点、委中、昆仑） …… 132
股三针（箕门、伏兔、风市） …… 137
膝三针（膝眼、血海、梁丘） …… 140
踝三针（解溪、太溪、昆仑） …… 143
痿三针（上肢痿：合谷、曲池、尺泽）
（下肢痿：足三里、三阴交、太溪） …… 147
乳三针（乳根、膻中、肩井） …… 153
背三针（风门、大杼、肺俞） …… 157

第四章 脏腑疾患组穴处方/161

胃三针（内关、中脘、足三里） …… 162
肠三针（天枢、关元、上巨虚） …… 167
胆三针（期门、日月、阳陵泉） …… 171
尿三针（中极、关元、三阴交） …… 175
脂三针（内关、足三里、三阴交） …… 179
肥三针（中脘、足三里、带脉） …… 184
阴三针（归来、关元、三阴交） …… 189
阳三针（气海、关元、肾俞） …… 194

第五章 急救用穴/199

闭三针（水沟、十宣、涌泉） …… 200
脱三针（百会、水沟、神阙） …… 205

参考文献 /210

第一章

头颈面部疾患

组穴处方

鼻三针（迎香、上迎香、印堂）

【穴位简介】

1. 迎香

定位：在鼻翼外缘中点旁，当鼻唇沟中。

主治：局部病症——鼻塞、鼻衄、口歪。

刺灸法：向鼻翼或向鼻根部斜刺 0.5～0.8 寸。

释义：迎，迎接；香，气味。本穴位于鼻旁，当嗅觉之冲，可知香臭，故名。本穴属手阳明大肠经，为手、足阳明之会，手阳明之脉上夹鼻孔，足阳明之脉起于鼻交頞中，两脉相接于本穴。本穴正当鼻部，为治疗鼻病之要穴。

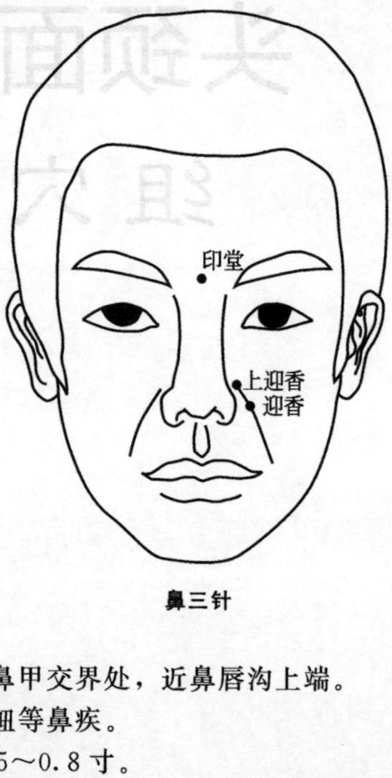

鼻三针

2. 上迎香（鼻通）

定位：在面部，当鼻翼软骨与鼻甲交界处，近鼻唇沟上端。

主治：局部病症——鼻塞、鼻衄等鼻疾。

刺灸法：向鼻根部方向斜刺 0.5～0.8 寸。

释义：本穴为经外奇穴，又名鼻通。因位于鼻旁，可使鼻塞得通，主治鼻疾，故名。本穴善于通鼻开窍，为临床治疗鼻疾之要穴。

3. 印堂

定位：在额部，两眉头之中间。

主治：局部病症 { 头痛、眩晕、失眠；鼻塞、急慢性鼻炎 }

刺灸法：向鼻柱方向平刺 0.5 寸。

释义：本穴为经外奇穴，位于前额部，根据腧穴的近治作用，本穴具有清头明目、通鼻开窍的作用，用于治疗头面病与鼻病；又因本穴位于督脉循行路线之上，“督脉上至风府，入属于脑”，故本穴可安神镇静，常用于治疗各种眩晕。

【刺灸图】

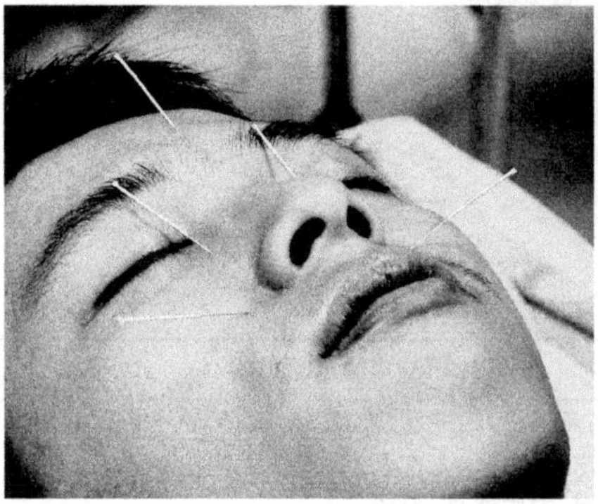

鼻三针　变应性鼻炎刺法

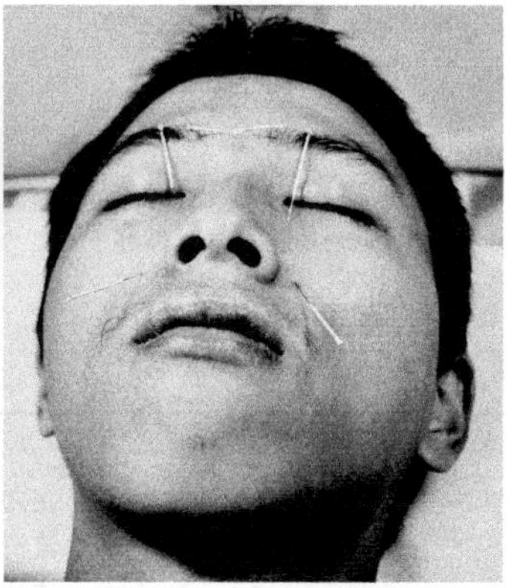

鼻三针　慢性鼻炎刺法

【组方与主治】

“鼻三针”由迎香、上迎香、印堂组成，为靳老根据病灶局部取穴配方。“鼻三针”位于鼻柱之两侧上、中、下缘，充分加强了腧穴的近治作用，经过临床反复验证，其临床疗效确实较单穴、双穴以及远取多穴要好，这也是靳三针组穴当中使用最广泛的一类。三穴均为治疗鼻疾的要穴，善于宣通肺气、通鼻开窍而治疗慢性鼻炎、变应性鼻炎（又称过敏性鼻炎）、鼻窦炎（包括额窦炎、筛窦炎、上颌窦炎、蝶窦炎）等鼻病。

靳三针的特色之一体现在针刺手法及针刺方向。运用“鼻三针”治疗鼻炎，如果是治疗变应性鼻炎，针刺迎香时针尖应朝鼻翼方向横向刺入，重手法浅刺，以眼流泪为度，若同时令患者深呼吸，效果更佳；如果是治疗慢性鼻炎，针刺迎香时针尖应向上沿鼻唇沟斜刺，因为慢性鼻炎多与阳明经病变相关，而攒竹有阳明、太阳经经气流过，故靳老认为把“鼻三针”中的印堂换为攒竹，效果更好；对于额窦炎、筛窦炎等引起的前额胀痛，宜配合印堂、攒竹，以增强疗效。

现代研究认为：强刺激“鼻三针”诸穴能影响到鼻交感神经与副交感神经的活动，可改善局部循环，减轻鼻黏膜的炎性水肿，从而达到减轻甚至消除症状的目的。

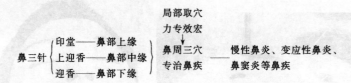

【速记总结】

局部取穴
力专效宏
↓

鼻三针 { 印堂——鼻部上缘；上迎香——鼻部中缘；迎香——鼻部下缘 } 鼻周三穴 专治鼻疾 —— 慢性鼻炎、变应性鼻炎、鼻窦炎等鼻疾

【临证配伍】

适应证	变应性鼻炎
常用配穴	主穴：鼻三针、四神针、大杼、风门、肺俞、合谷 流清涕：配丰隆、灸百会 流浊涕：配阳陵泉、太冲 鼻塞甚：配风池、合谷 鼻痒甚：配上星、列缺 头痛：配上星、太阳 久病不愈：配肺俞、大椎针后加灸

【速记歌诀】

印堂鼻通与迎香，局部取穴鼻三针；
鼻部上中下三缘，三穴分居鼻周边；
宜通肺气通鼻窍，专治鼻疾有奇效。

【研究进展】

变应性鼻炎（allergic rhinitis）

（1）临床研究发现[1~4]，“鼻三针”治疗变应性鼻炎疗效确切，总体有效率可达80％以上；与口服盐酸西替利嗪组的对照研究中[5]，鼻三针组在疗程结束半年后随访的疗效显著优于对照组，提示“鼻三针”组远期疗效优于口服西药组。

(2) 慢性鼻炎、变应性鼻炎等鼻病，容易反复发作、迁延不愈，“鼻三针”在临证运用中，常结合穴位注射疗法、经络注血疗法，以增强疗效。临床观察显示[5]，“鼻三针”配合穴位注射［维生素 B_{12}、维生素 D 胶性钙等穴位注射迎香、风池、肺俞（均双）等穴交替应用］，总有效率为 93.3%；“鼻三针”配合经络注血疗法[6]［取大杼、风门、肺俞（均双）交替隔日注血一次］治疗变应性鼻炎，疗效优于单纯针刺组。

参考文献

［1］ 温乃元，林志平．鼻三针为主治疗过敏性鼻炎 106 例临床观察．针灸临床杂志，2001，17（8）：10-11.

［2］ 杨路，冯淑兰．鼻三针结合穴位注射治疗过敏性鼻炎的疗效观察．中国康复医学杂志，2005，20（6）：455.

［3］ 付晓红，张巧玲．鼻三针配合穴位贴敷治疗变应性鼻炎疗效观察．上海针灸杂志，2009，28（8）：452-453.

［4］ 刘业帅，陈戈．“鼻三针”结合超短波治疗过敏性鼻炎的疗效观察．甘肃中医，2010，34（8）：31-32.

［5］ 吴建华．鼻三针配合微波治疗过敏性鼻炎 30 例．中国社区医师：医学专业，2011，13（21）：209.

［6］ 谢辑文．针刺结合经络注血治疗过敏性鼻炎临床研究．广州：广州中医药大学，2011：I.

眼三针（眼Ⅰ针、眼Ⅱ针、眼Ⅲ针）

【穴位简介】

1. 眼Ⅰ针（睛明）

定位：面部，目内眦角稍上方凹陷处上。

主治：目疾——目赤肿痛、迎风流泪、视物不明等。

刺灸法

（1）进针　患者取仰卧位，精神放松，医者选用0.30mm×40mm毫针，常规消毒皮肤后，令患者眼睑闭合，医者押手将眼球向外下方拨压。刺手握针使进针方向与目内眦部皮肤呈90°，垂直缓慢直刺30mm后，将针尖偏向眶尖方向，续刺5～10mm，针尖深度为35～40mm。

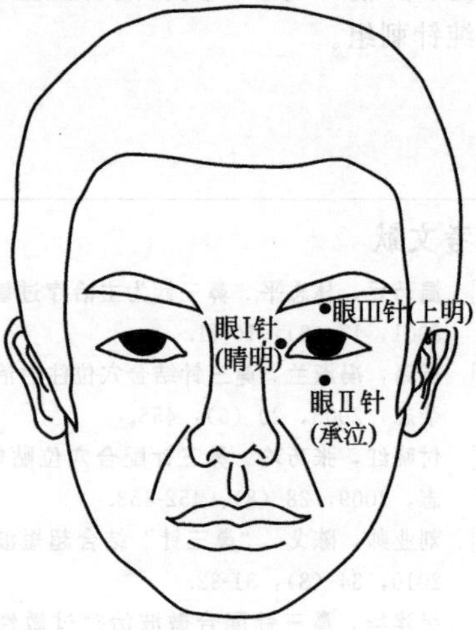

眼三针

（2）留针　留针期间仅做轻度捻转手法，不做重度提插手法，以得气后向周边感传为度。

（3）出针　左手持消毒棉签按压针孔，右手缓慢出针，出针后按压针孔1～2min，以防眼底出血。

释义：睛，眼睛，明，光明，穴在目内眦，主治目疾，有明目之功，故名。本穴属足太阳膀胱经，位于眼部上方，为治疗目疾之要穴，举凡目赤肿痛、迎风流泪、视物模糊、上睑下垂等目疾，均可使用。

2. 眼Ⅱ针（承泣）

定位：位于面部，瞳孔直下，当眼球与眶下缘之间。

主治：目疾——目赤肿痛、迎风流泪、夜盲、口眼歪斜、近视、视物模糊等。

刺灸法

(1) 进针　患者取仰卧位，精神放松，医者选用0.30mm×40mm毫针，常规消毒皮肤后，令患者眼睑闭合，医者押手将眼球向头顶方向拨压。刺手握针使进针方向与下眼睑皮肤呈70°，向眼球的后上方缓慢刺入25mm，随后调整角度至50°后再刺入5～10mm，针刺深度控制在30～35mm。

(2) 留针　留针期间仅做轻度捻转手法，不做重度提插手法，以得气后向周边感传为度。

(3) 出针　左手持消毒棉签按压针孔，右手缓慢出针，出针后按压针孔1～2min，以防眼底出血。

释义：承，承受；泣，泪液。本穴善治迎风流泪，有承受、固摄眼泪之功用，故名。本穴属足阳明胃经，位于眼部下方，为治疗眼疾的要穴，可主治迎风流泪、视物模糊、目赤肿痛等眼疾。

3. 眼Ⅲ针（上明）

定位：目正视，瞳孔直上，眉弓中点处，当眶上缘与眼球之间。

主治：目疾——目赤肿痛、迎风流泪、视物不明等。

刺灸法

(1) 进针　患者取仰卧位，精神放松，医者选用0.30mm×40mm毫针，常规消毒皮肤后，令患者眼睑闭合，医者押手将眼球向鼻侧拨压，刺手握针使进针方向与上眼睑皮肤呈75°，首先向眶下直刺5～10mm，然后将针尾向上提，沿着眶上缘与眼球间的缝隙缓慢刺入35～40mm。

(2) 留针　留针期间仅做轻度捻转手法，不做重度提插手法，以得气后向周边感传为度。

(3) 出针　左手持消毒棉签按压针孔，右手缓慢出针，出针后按压针孔1～2min，以防眼底出血。

释义：上，上面；明，明亮。本穴属经外奇穴，刺之可明目开窍，故名。本穴位于眼部上方，为治疗眼疾的经验要穴。

【刺灸图】

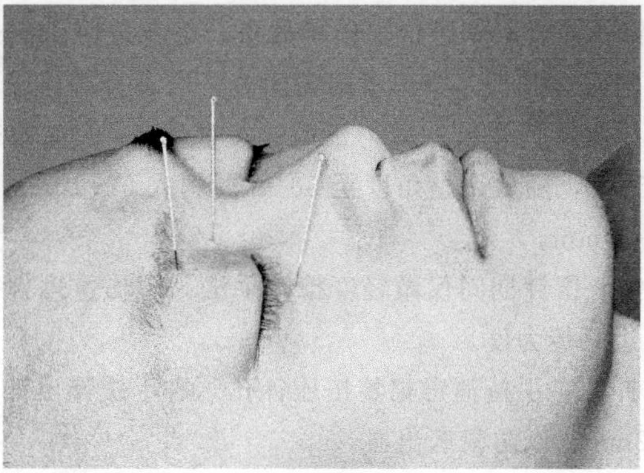

眼三针刺法

【组方与主治】

“眼三针”由睛明、承泣、上明三穴组成，是靳老根据局部取穴的组方原理组穴配方，为治疗视神经萎缩的常用有效方法。视神经萎缩目前尚无满意的治疗药物，靳老认为，本病属于中医学“青盲”、“视瞻昏渺”的范畴，多因先天禀赋不足，肝肾亏损，精血虚乏，目窍痿闭，神光不得发越于外；或目系受损，脉络痹阻，精血不能上荣于目所致。基本治疗原则应以通络明目为主。“眼三针”均为眼周穴，采用眼周多针深刺，意在疏通目络气血、宣通目窍，而达到力专效宏，治疗眼疾之目的。

本组穴位为眼轮匝肌所覆盖，穴下有丰富的神经和血管。现代解剖学研究表明，适当的针刺手法刺激，可引起眼动脉血流加快，增加眼周器官的血液供应，减轻局部水肿对面神经、视神经的压迫，提示针刺对治疗眼底、眼周疾患有一定疗效。

注意事项：“眼三针”进针需达 1.2～1.3 寸深才有效，操作时一定要注意避免伤及眼球和血管。进针时用力宜轻，针下不应该有阻力，如有阻力，可能是针尖触及血管或眼眶壁或眼球，不宜强行进针，应改变进针方向或退针。出针时宜慢慢退针，出针后按压针孔1～2min，以防出血。如果患者有凝血功能障碍或精神过度紧张不能合作，则不宜采用。

【速记总结】

眼三针：
- 睛明——开睛明目
- 承泣——明目固摄
- 上明——明目开窍

局部取穴 → 眼周三穴，目疾专设——视神经萎缩、上睑下垂等眼疾

【临证配伍】

适应证	视神经萎缩、上睑下垂等目疾
常用配穴	眼三针、脑三针、风池、光明、养老

【速记歌诀】

睛明承泣与上明，局部取穴眼三针；
上明承泣瞳上下，睛明位于目内眦；
明目开窍通经络，专医目疾功效宏。

【研究进展】

1. 视神经萎缩（optic atrophy）

张宏[1]以眼三针为主治疗视神经萎缩，每周治疗5次，30次为1个疗程，74例患者经1～3个疗程治疗后，总体有效率达78.6%，显效率随疗程增加而逐步提高；郑懿德[2]治疗26例（33只眼）视神经萎缩患者，研究发现，经眼三针治疗后，视神经萎缩患者视力及色觉功能有明显的改善，其中心脾两虚型患者的疗效优于肝气郁结型和肝肾阴虚型患者。

2. 面神经麻痹（Bell麻痹，Bell palsy）

周长斗[3]以眼三针为主治疗40例Bell麻痹患者，眼三针组的痊愈率优于常规针刺组，达82.5%。治疗前后分别对患者患侧额枕肌额腹和上口轮匝肌做强度-时间曲线检测，以判断面神经损伤及恢复程度。结果表明，额枕肌功能的恢复效果较常规针刺组更为显著，且恢复时间明显短于常规针刺组。

参考文献

[1] 张宏，靳瑞，张家维等．眼三针为主治疗视神经萎缩 74 例临床观察．新中医，2002，34（7）：42-43.

[2] 郑懿德．眼三针结合辨证分型选穴治疗视神经萎缩的临床研究．广州：广州中医药大学，2010：10-13.

[3] 周长斗，李芳莉，潘田成等．针刺眼三针在 Bell 麻痹功能康复中的应用价值探讨．针灸临床杂志，2011，27（4）：8-10.

耳三针（听宫、听会、完骨）

【穴位简介】

1. 听宫

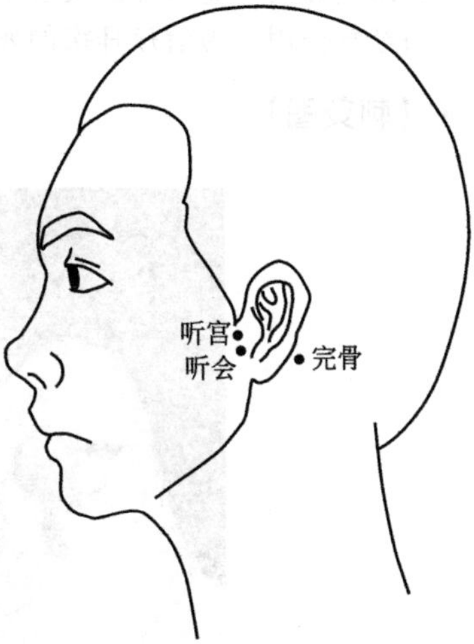

耳三针

定位：在面部，耳屏前，下颌骨髁状突的后方，张口时呈凹陷处。

主治｛耳疾：耳鸣、耳聋、聤耳
　　　面部疾病：牙痛、三叉神经痛

刺灸法：张口取穴，直刺0.5～1寸。

释义：听，听力，这里指耳的功能；宫，王者所居之处。本穴意为管理听力的高贵之处，故名。本穴位于耳部前方，为手太阳小肠经与手、足少阳经之交会穴，为治疗耳疾之要穴。举凡耳鸣耳聋、聤耳等耳疾，均可选用。

2. 听会

定位：位于耳屏间切迹的前方，下颌骨髁状突的后缘，张口有凹陷处。

主治｛耳疾：耳鸣、耳聋、聤耳
　　　面部疾患：牙痛、口眼歪斜、面痛

刺灸法：张口取穴，直刺0.5～1寸。

释义：听，听力，听觉；会，都会，聚会。本穴在耳前，为耳部脉气之聚会，故名。本穴为足少阳胆经穴，足少阳胆经与耳部、颞部关系密切，听会穴位于耳前，《百症赋》记载："耳中蝉鸣有声，听会堪攻"，故本穴为治疗耳疾的要穴。

3. 完骨

定位：耳后乳突后下方凹陷处。

主治{耳疾：耳鸣、耳聋、聤耳
头面五官疾患：头痛、颈项强痛、牙痛、口歪

刺灸法：向耳内方向斜刺 0.5～1 寸。

释义：完骨，耳后高骨，即颞骨乳突。因穴在其后下方凹陷中，故名。本穴为足少阳胆经腧穴，由于胆经“下耳后……从耳后入耳中，出走耳前”而与耳部关系密切。本穴位于耳部后方，能起到疏通少阳经气作用，为治疗耳疾的要穴。

【刺灸图】

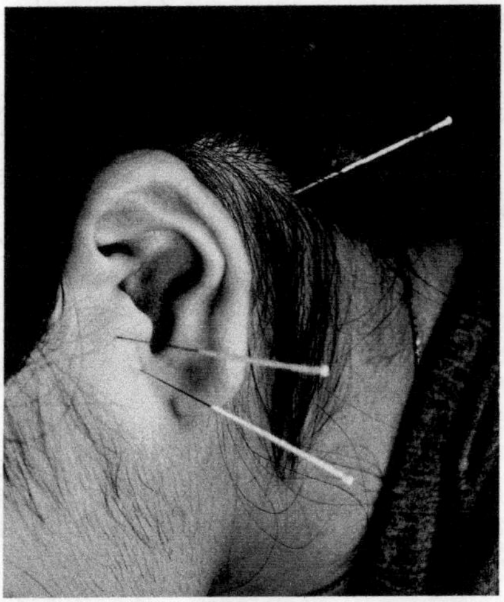

耳三针刺法

【组方与主治】

“耳三针”由听宫、听会、完骨三穴组成，三穴均位于耳周，为靳老根据腧穴的共同主治作用——近治作用取穴配方。听宫位于耳前，是手太阳小肠与手、足少阳经的交会穴，《灵枢·刺节真邪论》曰：“夫发蒙者，耳无所闻，目无所见，刺此者，必于日中刺其听宫，中其眸子，声闻于耳，此其输也”，可见，听宫有开窍通耳之功效。听会及完骨属足少阳胆经，足少阳胆经“上抵头角，下耳后”，“从耳后入耳中，出走耳前。”元代医家王国瑞《扁鹊神应针灸玉龙经》云：“耳聋之症不闻声，痛痒鸣蝉不快情，红肿生疮须用泻，宜从听会用

针行。”听宫与听会位于耳郭前，完骨位于耳郭后，三穴结合可疏通经络、聪耳开窍，主治耳鸣、耳聋，听力下降等听觉障碍性疾病。

现代医学研究发现，针刺本组穴位可刺激耳颞神经、耳大神经，通过改善慢性椎-基底动脉供血不足所致的脑干神经突触效能和外周听觉通路传导，增强耳蜗高低频听力水平，提示本组穴位对恢复听觉功能、耳源性眩晕等有一定疗效。

【速记总结】

耳三针 { 听宫——开窍通耳；听会、完骨 } 疏通少阳经气 } 局部取穴，力专效宏 → 耳周三穴，主治耳疾 ——耳鸣、耳聋、聤耳等耳疾

【临证配伍】

适应证	儿童听力语言障碍	耳源性眩晕
常用配穴	耳三针、四神针、脑三针、颞三针、中渚、外关、合谷	耳三针、晕痛针

【速记歌诀】

听宫听会与完骨，局部取穴耳三针；
听宫听会居耳前，完骨乳突后陷中；
疏通少阳通耳窍，力专效宏疗耳疾。

【研究进展】

1. 儿童听力语言障碍（children audition language barrier）

张全明[1]以四神针、颞三针、耳三针、脑三针为主治疗60例儿童听力语言障碍，4周为1个疗程。治疗4个疗程后，针刺组脑干听觉诱发电位阈值v波反应阈较治疗前显著下降，且下降程度优于单纯药物组（口服盐酸氟桂利嗪、维生素 B_1、维生素 B_6），总体有效率亦高于单纯药物组。提示针刺能够促进听力语言障碍患儿的听觉和语言的发育，改善患儿的预后情况。

2. 耳源性眩晕（aural vertigo）

郑欣[2]以晕痛针和耳三针为主穴治疗耳源性眩晕，靳三针组患者

在眩晕程度、发病期间日常生活情况、工作情况和心理及社会适应方面有显著改善，明显优于常规针刺组，总体有效率也优于常规针刺组。经TCD检测，治疗后患者收缩峰血流速度及平均血流速度均能达到或接近正常值的范围，提示靳三针疗法可改善椎-基底动脉的供血情况，加快血流速度，消除内耳积水，从而达到止晕的效果。

参考文献

[1] 张全明，余瑞英，庞坚等．针刺治疗儿童听力语言障碍60例观察．中国临床康复，2005，9（27）：183.

[2] 郑欣．晕痛针结合耳三针治疗耳源性眩晕的临床研究．广州：广州中医药大学，2006：17-23.

舌三针（舌Ⅰ针、舌Ⅱ针、舌Ⅲ针）

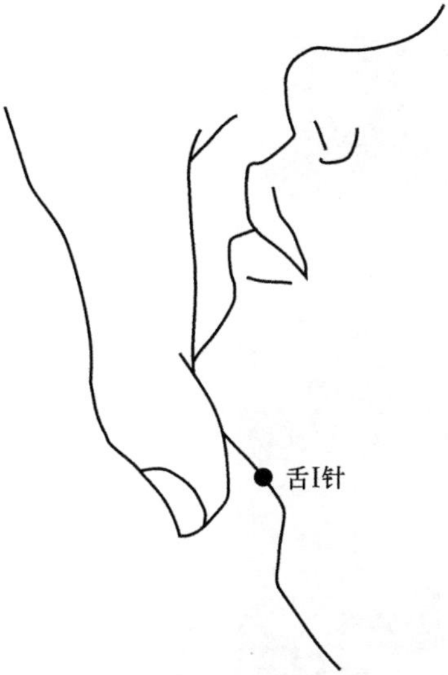

舌Ⅰ针取法

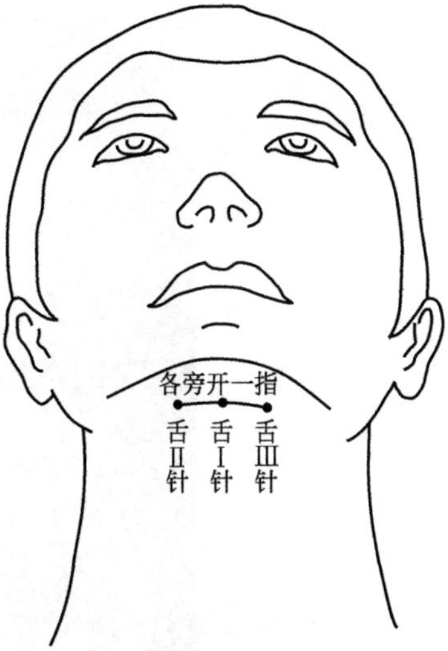

舌三针

【穴位简介】

舌Ⅰ针（上廉泉）、舌Ⅱ针、舌Ⅲ针

定位：舌Ⅰ针——廉泉上半寸；以拇指横纹压住下颌，指下即是。

舌Ⅱ针——舌Ⅰ针向左旁开一指。

舌Ⅲ针——舌Ⅰ针向右旁开一指。

主治：中风失语、吞咽困难。

刺灸法：舌Ⅰ针直刺1～1.5寸；舌Ⅱ针、舌Ⅲ针朝舌Ⅰ针斜刺1～1.5寸，三针呈品字形分布。

释义：廉泉，《铜人腧穴针灸图经》中称之为“舌本”，本穴位于舌骨体上缘的中点处，隶属任脉。《难经》曰：“任脉者上关元，至咽喉，有通舌窍利咽喉作用。”《素问·刺疟论》有云：“舌下两脉者，廉泉也”；《医经理解》也说：“廉泉非一穴也”，故靳老认为廉泉两侧也应属于其组成部分，三穴齐发，可加强其通利舌窍之作用，主要用于中风失语、吞咽困难的治疗。

【刺灸图】

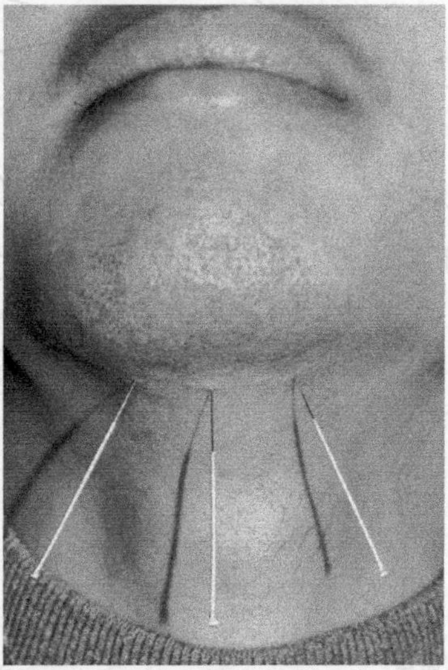

舌三针刺法

【组方与主治】

“舌三针”三穴均位于舌根部，是靳老根据病灶局部选穴组方。廉泉，位于舌根部，故又名舌本，本穴为任脉脉气所发，穴上部有结喉，内当舌体根部，故为治疗舌疾之要穴。靳老根据《素问·刺疟论》云：“舌下两脉者，廉泉也”；《医经理解》也说：“廉泉非一穴也”，认为廉泉两侧也应属于其组成部分，因此三穴共用，可苏厥开窍、通脑醒神、利咽生津，主治中风失语、吞咽困难等舌窍失灵之疾。

从解剖学上看，语言功能和吞咽运动依赖舌肌和咽肌，它们由舌下神经、迷走神经和舌咽神经支配。脑卒中后上述神经瘫痪，导致语言謇涩、吞咽困难。针刺舌下三穴，可直接刺激舌下神经、迷走神经和舌咽神经，刺激舌咽肌群，有利于改善中风失语、吞咽困难等症状。

【速记总结】

局部选穴 ↓ 舌下三针 舌疾主之

舌三针 { 舌Ⅰ针（上廉泉）、舌Ⅱ针（廉泉左）、舌Ⅲ针（廉泉右）} —— 中风失语、吞咽困难

【临证配伍】

适应证	假性延髓性麻痹	中风后失语
常用配穴	舌三针、脑三针、风池	舌三针、金津、玉液(点刺放血)

【速记歌诀】

上廉泉配左右穴，局部选穴舌三针；
廉泉上为第一针，旁开一指二三针；
吞咽困难与失语，通利舌窍功效神。

【研究进展】

1. 中风后假性延髓性麻痹（postapoplectic pseudobulbar paralysis）

见脑三针项。

2. 吞咽困难（postapoplectic dysphagia）

欧阳樱君[1]以舌三针配合康复训练治疗中风后吞咽困难患者72例，10天为1个疗程，2个疗程后，总体有效率达90%，患者吞咽功能评价和洼田饮水试验评价均明显优于治疗前，提示靳三针疗法对治疗脑卒中后吞咽困难有显著疗效。

参考文献

[1] 欧阳樱君，利贞晶，李剑玲等．康复训练配合舌三针治疗脑卒中后吞咽困难72例．实用医学杂志，2008，24（14）：2522-2523.

面肌针（眼肌痉挛：四白、阿是穴）（口肌痉挛：地仓透颊车、口禾髎、迎香）

【穴位简介】

1. 眼肌痉挛

（1）四白

定位：目正视，瞳孔直下，当眶下孔凹陷处。

主治：目疾：目赤痛痒、目翳、近视；面部疾病：口眼歪斜、三叉神经痛

刺灸法：直刺或斜刺 0.3～0.5 寸。

释义：四，取四方广阔之意；白，明也，光明。本穴在目下一寸，针之可使视力复明四方，故名。本穴属足阳明胃经，《针灸甲乙经》：“戾目不明，四白主之”，故本穴是治疗目疾的要穴。

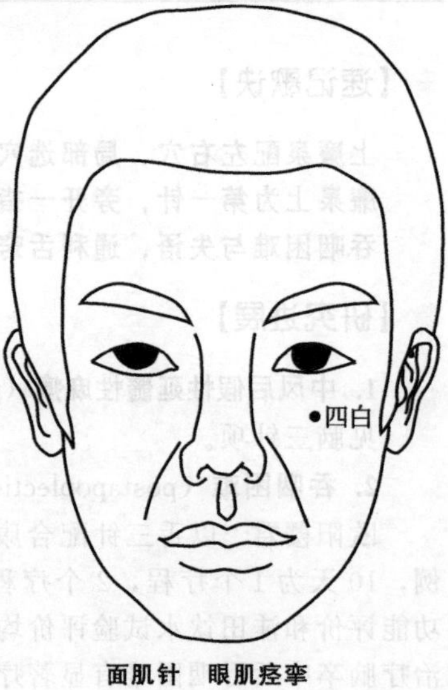

面肌针　眼肌痉挛

（2）阿是穴（天应穴）

定位：下眼睑跳动处。

主治：局部病症——眼肌痉挛。

刺灸法：沿皮下向鼻部斜刺。

释义：阿是穴的特点是不定名、不定位、不定经，以痛为腧，既是治病的最佳刺激点，同时也是疾病反映点。对于疼痛、痉挛等疾患疗效较好。

2. 口肌痉挛

（1）地仓透颊车

定位：地仓——位于面部，口角外侧，上直对瞳孔。

颊车——在面颊部，下颌角前上方约一横指（中指），当咀嚼时咬肌隆起，按之凹陷处。

主治：口角歪斜、流涎、三叉神经痛、齿痛、牙关不利。

刺灸法：地仓向颊车透刺 0.5～0.8 寸。

释义：地，指下部；仓，收藏粮食的地方。本穴位于面的下部，又近口腔，口腔为容纳水谷食物的地方，故名。颊，面颊；车，颐之古称，古时称下颌骨为“颊车”骨，本穴当其处，故名。两穴均属足阳明胃经，位于口角旁，为治疗口部疾患的要穴。

采用透刺法的优点如下：

① 精简用穴，避免多针多穴，减轻患者痛苦，而扩大针刺的作用；

② 增强刺激量，针感容易扩散、传导，起到分别刺两穴所不能达到的作用。

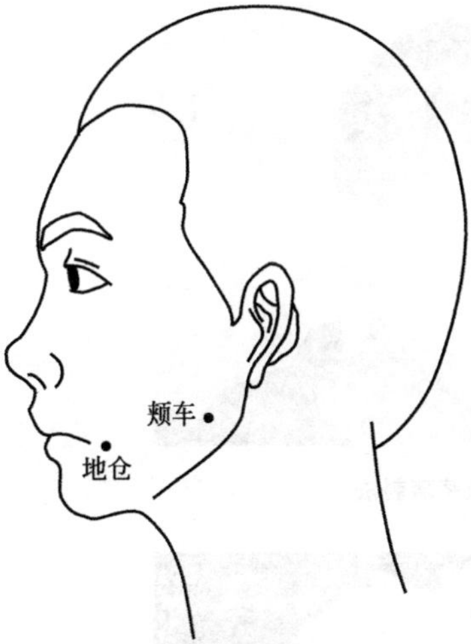

面肌针　口肌痉挛（1）

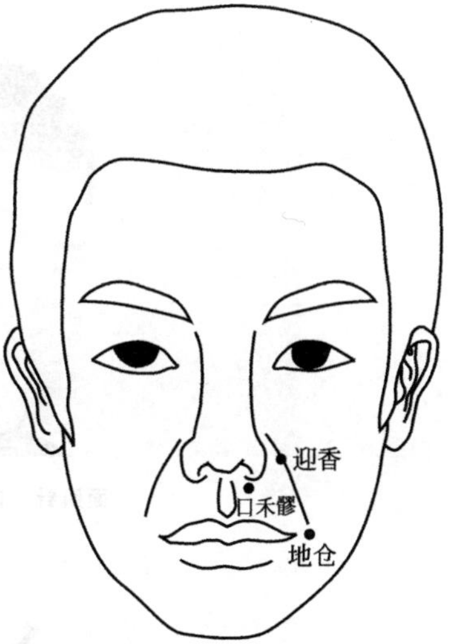

面肌针　口肌痉挛（2）

（2）口禾髎

定位：在上唇部，鼻孔外缘直下，平水沟。

主治：鼻衄、口眼歪斜、面肌痉挛。

刺灸法：直刺 0.3～0.5 寸，或向水沟透刺 0.5～0.8 寸。

释义：禾，指粮；髎，意为孔穴。谷物从口入，因穴近口处，内对两齿牙根间凹陷处，故名。本穴属手阳明大肠经，因位于鼻孔外缘，善治鼻部疾患，如鼻炎、嗅觉减退、鼻出血，也可配合面部穴位治疗面神经麻痹、口肌痉挛等疾病。

(3) 迎香

定位：在鼻翼外缘中点旁，当鼻唇沟中。

主治 {近治作用——口鼻疾病：鼻塞、鼻衄、口歪、面痒
特殊作用——呃逆}

刺灸法：略向内上方斜刺或平刺 0.3～0.5 寸。

释义：迎，迎接；香，气味。本穴位于鼻旁，当嗅觉之冲，可知香臭，故名。本穴属手阳明大肠经，因位于鼻部，故为治疗鼻病之要穴。

【刺灸图】

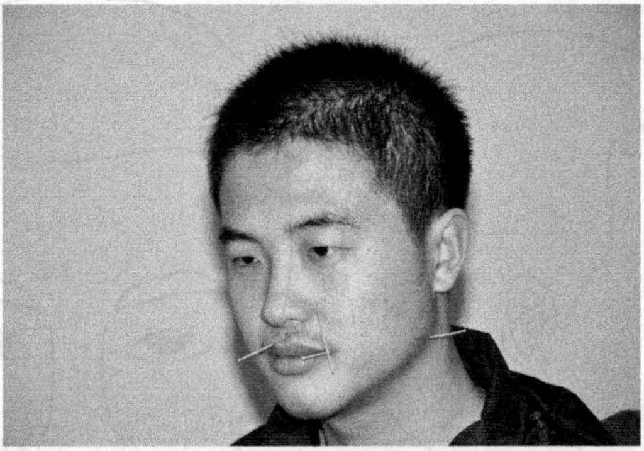

面肌针 口肌痉挛刺法

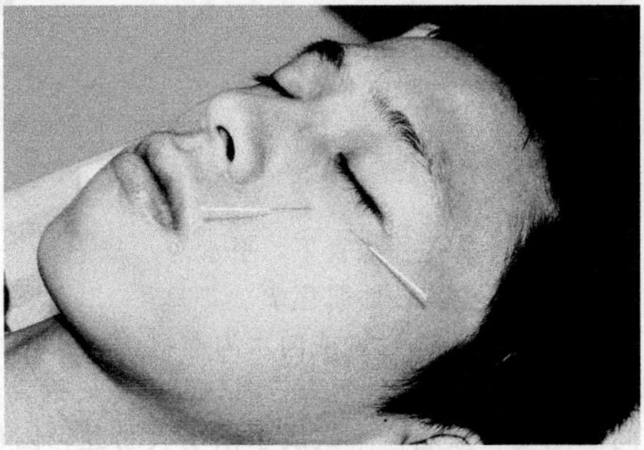

面肌针 眼肌痉挛刺法

【组方与主治】

“面肌针”分两组，眼肌痉挛由四白、下眼睑阿是穴组成；口肌痉挛由地仓透颊车、口禾髎、迎香组成，为靳老根据病灶周围组穴配方。四白，为足阳明经穴，位于眼部，为治疗目疾之要穴；配合下眼睑阿是穴治疗眼肌痉挛可增强疗效。地仓，足阳明胃经之穴，位于口角旁，为治疗口部疾患要穴；口禾髎、迎香，均为手阳明大肠经之穴，位于鼻部、上唇部上方，为治疗口鼻部疾患的要穴。本组穴合用，有疏风通络、行气活血、通调面部经气的作用，主治面肌痉挛。

【速记总结】

面肌针：
- 四白、阿是穴——通调眼部经气
- 地仓透颊车、口禾髎、迎香——通调口部经气

局部取穴 → 近治作用、疏通经络——面肌痉挛：眼肌痉挛、口肌痉挛

【临证配伍】

适应证	眼肌痉挛	口肌痉挛
常用配穴	四白、下眼睑阿是穴、攒竹、太阳	地仓透颊车、口禾髎、迎香、合谷

【速记歌诀】

局部取穴面肌针，四白阿是治眼肌；
地仓透刺颊车穴，禾髎迎香治口肌；
疏风通络行气血，面肌痉挛宜选取。

【研究进展】

面肌痉挛（hemifacial spasm）

杨普选[1]以玉屏风散加味配针刺治疗面肌痉挛症56例，眼肌痉挛取攒竹、四白、阳白、太阳等；颊肌痉挛取地仓透颊车、合谷等。疗程结束后，治愈32例，总体有效率达89.4%。研究者还发现，病程在5年以内、发作频发、坚持治疗3个月以上者，疗效较好。

武国华[2]以电针治疗面肌痉挛87例，主穴取翳风、风池两穴，

配穴取健侧合谷。眼睑抽搐加太阳、四白；面颊抽搐加颧髎、迎香；口角抽搐加地仓、颊车。各穴均取患侧，采用断续波、小强度电流、高频率，通电 30min，每日 1 次，6 次为 1 个疗程，总体有效率达 95.9%。研究发现，电针的波形、电流强度的大小及频率快慢，均会影响疗效。

参考文献

[1] 杨普选．玉屏风散加味配针刺治疗面肌痉挛症 56 例．陕西中医函授，1993，4：27-28.

[2] 武国华．电针治疗面肌痉挛 87 例．湖北中医杂志，2004，26（4）：49.

叉三针（太阳、下关、阿是穴）

【穴位简介】

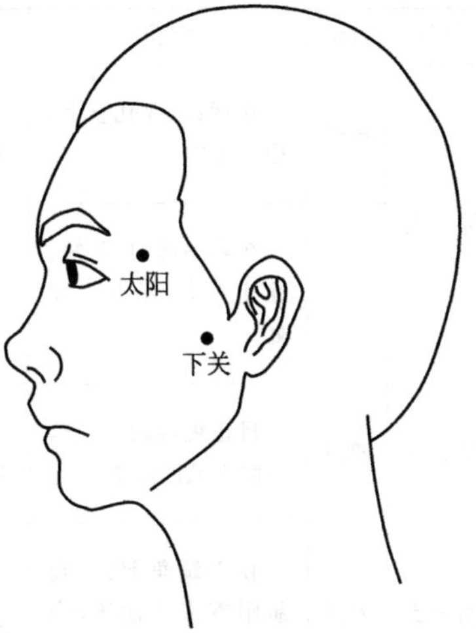

叉三针

1. 太阳

定位：眉梢与目外眦之间向后约一横指的凹陷处。

主治：局部病症——头痛、目疾、面瘫。

刺灸法：直刺或斜刺 0.8～1 寸。

释义：太阳为“经外奇穴”，根据“腧穴所在，主治所及”的原理，本穴位居头颞部，刺之可气至病所，疏理局部气血，开泄壅塞，以治局部病症，故为清利头目之要穴；太阳穴虽为经外奇穴，却布于少阳经循行路线上，故刺之又可激发经气，疏通经络，平肝潜阳；本穴位于三叉神经第一支即眼支分布区，临床常用于治疗三叉神经痛。

2. 下关

定位：在耳前，当颧弓与下颌切迹所形成的凹陷中，合口有孔，张口即闭，宜闭口取穴。

主治：局部病症
- 面口疾患：牙关不利、三叉神经痛、牙痛、口眼歪斜
- 耳疾：聤耳、耳鸣、耳聋

刺灸法：直刺 0.5～1.0 寸；留针时不可做张口动作，以免折针。

释义：下，与上相对；关，机关，关节；穴在下颌关节颧弓下方，与上关穴互相对峙而得名。本穴属足阳明胃经，根据其近治作用，本穴功擅消肿止痛、益气聪耳、通关利窍，临床常用于治疗面口

疾患与耳部疾患；本穴位于三叉神经第二支即上颌支分布区，临床常用于治疗三叉神经痛。

3. 阿是穴

三叉神经第一支痛选鱼腰、阳白，第二支痛选四白，第三支痛选大迎。

部位	穴位	定位	主治	刺灸法
第一支	鱼腰	在额部，瞳孔直上，眉毛正中	眉棱骨痛、目赤肿痛、口眼歪斜	鱼腰向阳白或丝竹空透刺
	阳白	在前额部，目正视，瞳孔直上，眉上1寸处	眼睑下垂、视物模糊、头痛、目眩	鱼腰和阳白互相透刺
第二支	四白	目正视，瞳孔直下，当眶下孔凹陷中	眼睑瞤动、头面疼痛、口歪眼斜	直刺或斜刺0.3～0.5寸
第三支	大迎	在下颌角前方，咬肌附着部的前缘，当面动脉搏动处	面颊肿痛、齿痛、口歪眼斜	向口角方向平刺1～1.2寸

释义：鱼腰——眼眉形状如鱼，本穴位于其中点，故名。鱼腰为经外奇穴，具有镇惊安神、疏风通络之功效，善于治疗目疾及三叉神经痛。

阳白——阳，阳光；白，明亮清澈；本穴能使病目如见阳光而明亮，故名。本穴属足少阳胆经，具有清头明目、祛风泄热之功效，善于治疗目疾及三叉神经痛。

四白——四，四面八方；白，光明清澈。目病取此穴则能四顾皆光明也，故名。本穴属足阳明胃经，具有清热明目之功效，善于治疗目疾及三叉神经痛。

大迎——下颌骨古称大迎骨，穴处之动脉也称为大迎脉，故名。本穴属足阳明胃经，具有祛风通络、消肿止痛之功效，善于治疗五官疾患及三叉神经痛。

● 【刺灸图】

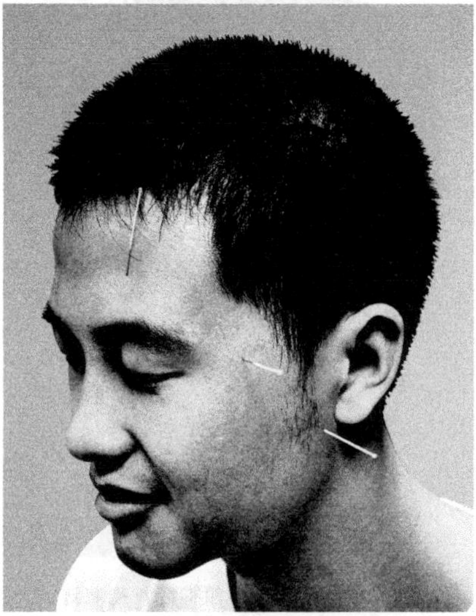

叉三针　上支（眼神经）痛刺法

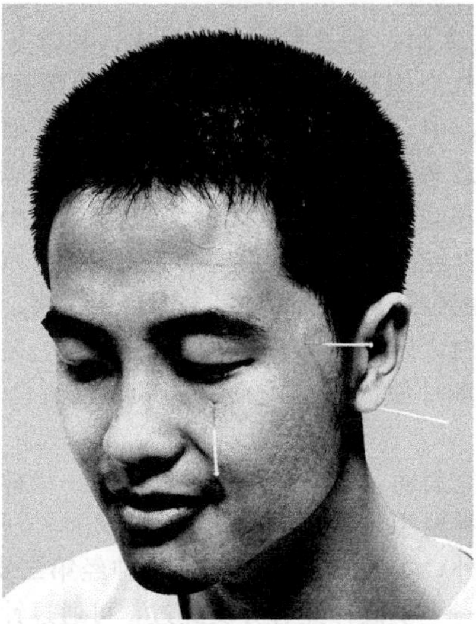

叉三针　中支（上颌神经）痛刺法

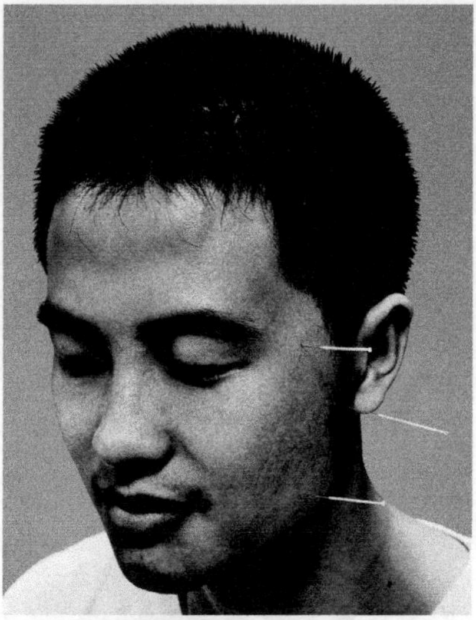

叉三针　下支（下颌神经）痛刺法

【组方与主治】

“叉三针”由太阳、下关和阿是穴组成。其组方原理为根据腧穴近治作用，在病灶周围选穴配方。靳老针对局部症状较为突出的疾病，以病灶的上、中、下三部选穴配方，易于得气而取效，对局部病变的恢复有重要意义。三叉神经痛是指以三叉神经感觉根分布区疼痛为主要症状的疾患，而三叉神经又分为眼神经、上颌神经和下颌神经。太阳位于眼神经分布区，下关位于上颌神经分布区，均可疏通经络、消肿止痛。配合分别位于眼神经分布区的鱼腰、阳白，位于上颌神经分布区的四白，以及位于下颌神经分布区的大迎，可起到加强疗效的作用。对于多种原因导致的面痛、口眼歪斜也可选用本组穴位治疗。

现代医学研究表明，三叉神经感觉纤维第一级神经元位于三叉神经半月节，三叉神经半月节位于颞骨岩尖三叉神经压迹处，此位置正好外对太阳；此外，本组穴下分布有三叉神经第二支——上颌神经、三叉神经第三支——下颌神经各分支经过，可通过针刺本组穴位刺激三叉神经，从而起到缓解疼痛之效。

【速记总结】

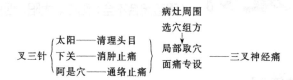

病灶周围
选穴组方
↓
叉三针 {太阳——清理头目；下关——消肿止痛；阿是穴——通络止痛} 局部取穴 面痛专设 ——三叉神经痛

【临证配伍】

适应证	三叉神经痛
常用配穴	叉三针、面瘫针、面肌针、合谷

【速记歌诀】

太阳下关阿是穴，面痛专设叉三针；
太阳眉梢外凹陷，下关耳前闭口取；
疏通经络止疼痛，局部取穴功效宏。

【研究进展】

三叉神经痛 (trigeminal neuralgia)

谢建谋等[1]以叉三针加穴位注射治疗 35 例三叉神经痛，强刺激叉三针，并使用泻法，每日 1 次，10 次为 1 个疗程。2 个疗程后，叉三针组疗效总体有效率达 83.3%。若配合出针后在局部阿是穴注入 0.5～1ml 复方丹参注射液，加穴位注射组总体有效率为 97.1%，疗效更佳。

参考文献

[1] 谢建谋，路月香．叉三针加穴位注射治疗三叉神经痛 35 例．针灸临床杂志，2005，21 (04)：37-38.

面瘫针（口角歪斜：翳风、地仓颊车互透、迎香）（眼睑闭合不全：阳白、太阳、四白）

●【穴位简介】

1. 口角歪斜

(1) 翳风

定位：耳垂后方，当乳突与下颌角之间的凹陷处。

主治 { 耳疾：耳鸣、耳聋
面口病症：面瘫、牙痛、牙关紧闭

刺灸法：直刺 0.5～1 寸，以患者出现酸胀感为度。

释义：翳，遮蔽；风，风邪。本穴当衣领上缘，正为屏蔽风邪之处，故名。本穴属手少阳三焦经，为手、足少阳经交会穴。本穴位于耳部，善治耳疾，且翳风深部为面神经出茎乳孔处，为治疗面瘫的常用效穴。

(2) 地仓、颊车互透

定位：地仓——位于面部，口角外侧，上直对瞳孔。

颊车——在面颊部，下颌角前上方约一横指（中指），当咀嚼时咬肌隆起，按之凹陷处。

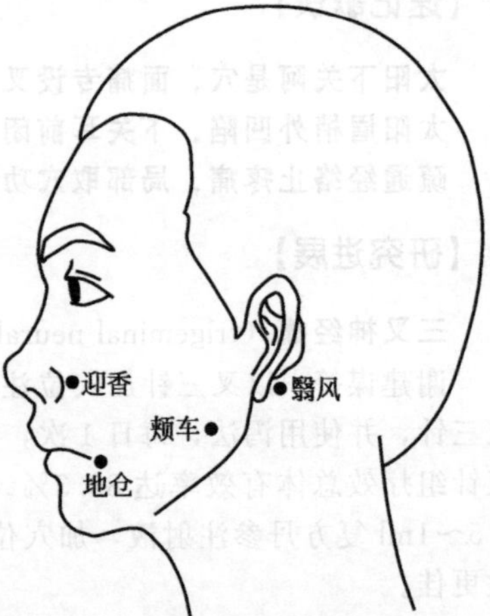

面瘫针　口角歪斜

主治：口角歪斜、流涎、三叉神经痛、齿痛、牙关不利。

刺灸法：地仓与颊车互透。

释义：地，指下部；仓，收藏粮食的地方。本穴位于面的下部，又近口腔，口腔为容纳水谷食物的地方，所以取名地仓。颊，面颊；车，颐之古称。古时称下颌骨为“颊车”骨，本穴当其处，故名。两穴均属足阳明胃经，位于口角旁，为治疗口部疾患的要穴。

(3) 迎香

定位：在鼻翼外缘中点旁，当鼻唇沟中。

主治：
- 近治作用——口鼻疾病：鼻塞、鼻衄、口歪、面痒
- 特殊作用——呃逆

刺灸法：沿鼻唇沟向上斜刺0.3～0.5寸。

释义：迎，迎接；香，气味。本穴位于鼻旁，当嗅觉之冲，可知香臭，故名。本穴属手阳明大肠经，因位于鼻部，故为治疗鼻病之要穴。

2. 眼睑闭合不全

(1) 阳白

定位：在前额部，目正视，瞳孔直上眉上1寸处。

主治：
- 目疾：近视、眼睑下垂
- 头面疾患：面神经麻痹、头痛

刺灸法：向下平刺0.3～0.5寸。

释义：阳，阳光；白，日光之所照也。本穴能使病目重见光亮，又与四白穴于目上下相对，故名。本穴属足少阳胆经，足少阳经、阳维脉之交会穴，善治少阳经头痛。因靠近眼部，故为治疗眼疾之要穴，主治近视、眼睑下垂。

(2) 太阳

定位：眉梢与目外眦之间向后约一横指的凹陷处。

主治：局部病症——头痛、目疾、面瘫。

刺灸法：直刺或斜刺0.8～1寸。

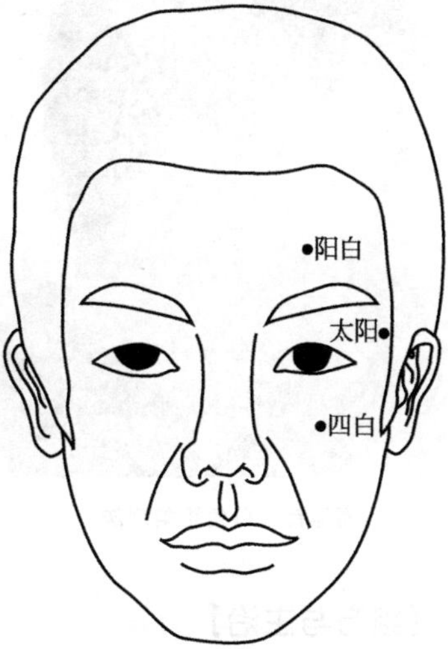

面瘫针　眼睑闭合不全

释义：太阳为“经外奇穴”，根据“腧穴所在，主治所及”的原理，本穴位居头颞部，刺之可气至病所，疏理局部气血，开泄壅塞，以治局部病症，故为清利头目之要穴；太阳虽为经外奇穴，却布于少阳经循行路线上，故刺之又可激发经气，疏通经络，平肝潜阳；为治疗头面部病症如头痛、目疾、面瘫的常用要穴。

(3) 四白

定位：目正视，瞳孔直下，当眶下孔凹陷中。

主治{目疾：目赤痛痒、目翳、近视
面部疾病：口眼歪斜、三叉神经痛

刺灸法：直刺或斜刺 0.3～0.5 寸。

释义：四，取四方广阔之意；白，明也，光明。穴在目下一寸，针之可使视力复明四方，故名。本穴属足阳明胃经，《针灸甲乙经》："戾目不明，四白主之"，故本穴是治疗目疾要穴。

【刺灸图】

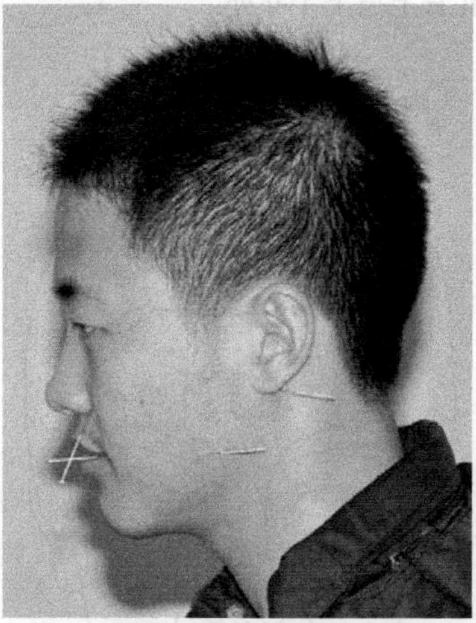

面瘫针　口角歪斜刺法

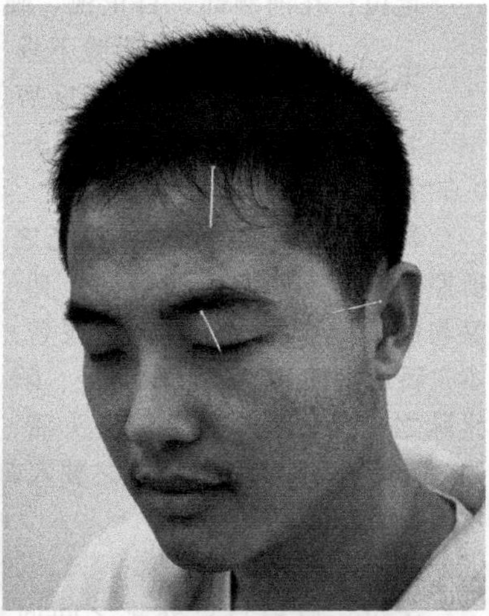

面瘫针　眼睑闭合不全刺法

【组方与主治】

"面瘫针"分两组，一组由翳风、地仓透颊车、迎香组成，主治口角歪斜；另一组由阳白、四白、太阳组成，主治眼睑闭合不全，是靳老根据局部取穴组穴配方。翳风，为手少阳三焦经之穴，手、足少阳经之交会穴。面瘫多为"风邪袭络"引起，本穴有疏风通络之功，且翳风深部为面神经出茎乳孔处，为治疗面瘫的常用效穴。地仓、颊车、四白三穴，均属足阳明胃经之穴，有驱风通络、开关利窍之功，

为治疗口部疾患的要穴。为加强疗效，临床常采用地仓与颊车相互透刺的针刺方法。迎香，手阳明大肠经之穴，位于鼻部、上唇部上方，为治疗口鼻部疾患的要穴。阳白，属足少阳胆经，因肝胆互为表里，肝开窍于目，本穴位于目上方，善治眼部疾患。太阳，经外奇穴，位于少阳经循行路线上，有疏通经络、平肝潜阳、清利头目之效。本组穴合用，局部取穴主治面瘫。

【速记总结】

面瘫针：
- 翳风、地仓颊车互透、迎香 —— 疏通面口部经络
- 阳白、四白、太阳 —— 疏通眼部经络

局部取穴 ↓ 疏通局部经络，专医口眼歪斜 —— 面瘫

【临证配伍】

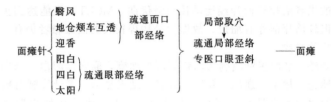

适应证	口角歪斜	眼睑闭合不全	面瘫
常用配穴	面瘫针、口禾髎	面瘫针、攒竹透鱼腰	主穴：面瘫针 风寒阻络：配曲池、合谷、外关 风热袭络：配曲池、内庭 虚风内动：配太溪、三阴交 素体羸弱：配足三里、曲池 人中沟歪斜：配水沟 颏唇沟歪斜：配承浆 味觉消失、舌麻：配廉泉 迎风流泪、目赤：配睛明

【速记歌诀】

局部取穴面瘫针，翳风迎香面部取；
配以地仓透颊车，阳白四白和太阳；
疏风通络行气血，专治面瘫口眼斜。

【研究进展】

周围性面瘫（peripheral facial paralysis）

近年来针灸治疗周围性面瘫的临床研究显示，针灸取穴以局部取穴配合循经远取为主，其中翳风、迎香、地仓、颊车、阳白、四白、太阳、攒竹、合谷等均为常用腧穴。

王竹梅等[1]观察针灸治疗面瘫面神经电生理变化，取穴：四白、阳白、太阳、地仓、颊车、翳风、攒竹、下关、合谷。结果显示：面神经的运动传导潜伏期及波幅、面神经所支配面部表情肌自发电位、最大用力波幅，均有不同程度的改善。病程越短，疗效越好，电生理数据越易恢复正常，说明早期治疗是非常关键的；同时也证实虽然病程长的患者治疗后面神经运动传导潜伏期（MCLT）没能达到正常标准，但较治疗前亦有缩短。故即使是病程较长的面瘫患者仍有继续针灸治疗的必要。

刘洋[2]采用多针浅刺法治疗周围性面瘫，取穴：阳白、四白、迎香、地仓、颊车、翳风、颧髎、合谷。结果显示，多针浅刺对周围性面瘫的治疗不论是在发展期（病程 1～7 天）还是在静止期（病程 8～20天）都是行之有效的方法，且在发展期多针浅刺治疗周围性面瘫的疗效明显优于静止期。

参考文献

[1] 王竹梅，陈明晖．针灸治疗周围性面瘫面神经电生理变化．山东中医药大学学报，1998，22（5）：357-358.

[2] 刘洋．多针浅刺分期治疗周围性面瘫的临床与实验研究．哈尔滨：黑龙江中医药大学，2005：4-5.

突三针（水突、扶突、天突）

【穴位简介】

1. 水突

定位：颈部，胸锁乳突肌的前缘，当人迎与气舍连线的中点。

主治｛咽喉肿痛、吞咽困难、呃逆等咽喉疾患；咳嗽、气喘等肺系疾患｝

刺灸法：直刺0.3～0.5寸。

释义：水，水谷之气，本穴乃阳明水谷之气穿突而出之处，故名。本穴属足阳明胃经，《针灸甲乙经》云："咳逆上气，咽喉痛肿，呼吸短气，喘息不通，水突主之。"故本穴以治疗咽喉肿痛、咳嗽气喘等局部病症为主。

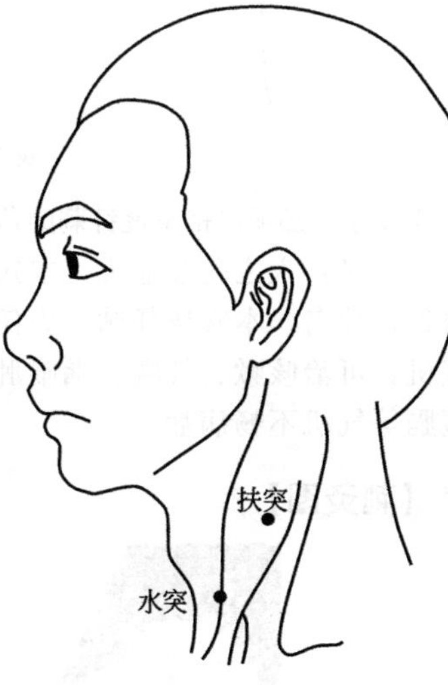

突三针　水突、扶突

2. 扶突

定位：位于颈外侧部，喉结旁，当胸锁乳突肌前、后缘之间。

主治｛咽喉肿痛、暴喑等咽喉病症；咳嗽、气喘等肺系疾患｝

刺灸法：平刺0.5～0.8寸。

释义：扶，扶持；突，突起。本穴正当胸锁乳突肌胸骨头、锁骨头相合之处，形如二人搀扶，故名。本穴属手阳明大肠经，根据其近治作用，主治咽喉肿痛、暴喑、咳嗽、气喘等病症。

3. 天突

定位：胸骨上窝正中。

主治｛咽喉肿痛、哮喘、咳嗽、胸痛等肺系病症；呃逆、梅核气、噎膈等气机不畅病症｝

刺灸法：先直刺0.2～0.3寸，然后针尖向下，紧靠胸骨柄后方刺入

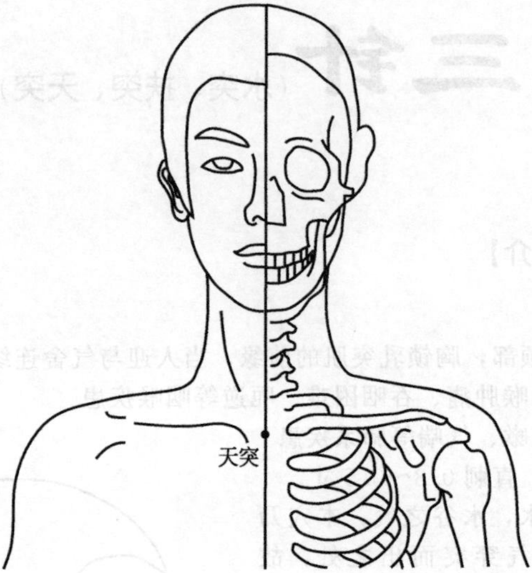

突三针　天突

1～1.5寸，必须严格掌握针刺的角度与深度，以防刺伤肺部及有关动静脉。

释义：人之胸腔喻天，本穴位于胸骨上窝，犹如肺气出入之囟突之处，故名。本穴属任脉，为任脉、阴维脉交会穴，善于通肺气、调气机，可治咳嗽、气喘、咽喉肿痛等肺系疾患，以及呃逆、梅核气、噎膈等气机不畅病症。

【刺灸图】

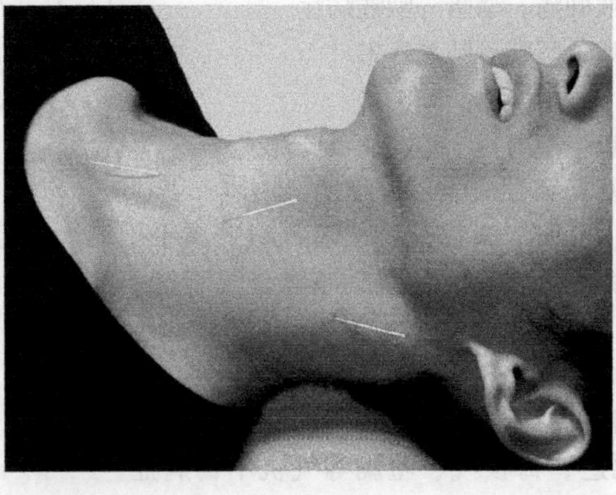

突三针刺法

【组方与主治】

“突三针”由水突、扶突、天突组成，三穴均位于咽喉部，且均以“突”命名，是与甲状腺有关的重要穴位，靳老根据腧穴的协同功能组穴配方，将功效相近的此三穴组合，从而达到协同增效的目的。本组穴均位于甲状腺附近，“以突治突”，合用可开郁行气、理气散结，主治甲状腺囊肿、甲状腺功能亢进症、甲状腺功能减退症等甲状腺疾病。

【速记总结】

突三针
- 扶突、水突——理气散结
- 天突——开郁行气

协同增效 ↓ 功效相近、以突治突——甲状腺囊肿、甲状腺功能亢进症、甲状腺功能减退症等甲状腺疾病

【临证配伍】

适应证	甲状腺功能亢进
常用配穴	主穴：突三针 气滞血瘀：配膻中、阳陵泉、太冲、血海 阴虚火旺：配复溜、照海、支沟、膻中

【速记歌诀】

水突扶突与天突，协同增效突三针；
水突扶突颈部取，天突胸骨上窝寻；
以突治突散郁结，甲状腺疾皆可取。

【研究进展】

甲状腺功能亢进症（hyperthyroidism）

孙国胜[1]采用针药结合治疗48例甲状腺功能亢进症（甲亢）患者，局部选穴天突、水突、扶突，结合辨证配穴：气血瘀滞配膻中、阳陵泉、太冲、血海等，中药方用逍遥散合海藻玉壶汤化裁；阴虚火旺配复溜、照海、支沟、膻中等，中药方用一贯煎合逍遥散、栀子豉

汤化栽。结果显示，针药组治愈率明显高于西药对照组，且针药组具有起效快、无不良反应等优势。

参考文献

[1] 孙国胜．针药结合治疗甲状腺机能亢进 48 例疗效观察．四川中医，2004，22（12）：38-39.

颈三针（百劳、大杼、天柱）

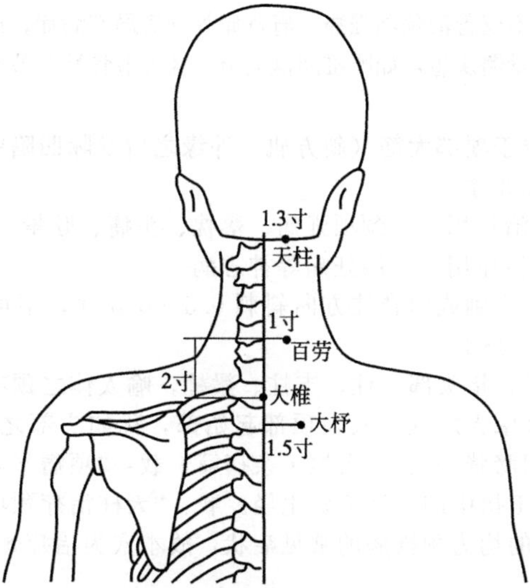

颈三针

【穴位简介】

1. 百劳

定位：在项部，当大椎直上2寸，后正中线旁开1寸。

主治 { 近治作用——颈项强痛、颈性眩晕
特殊作用——肺结核、颈淋巴结核

刺灸法：直刺或向脊柱方向斜刺0.5～1寸。

释义：劳，劳伤、痨瘵；本穴善治各种原因引起的劳伤、痨瘵、虚劳之疾，故名。本穴为经外奇穴，位于颈部，善治颈部劳损引起的颈项强痛、颈性眩晕；又因善于补益虚损而可治痨瘵（肺结核）、颈淋巴结核等。

2. 大杼

定位：在背部，当第1胸椎棘突下，旁开1.5寸。

主治{近治作用——颈项强痛、肩背痛
特殊作用——腰痛、膝痛等骨病}

刺灸法：直刺或向脊柱方向斜刺0.5～0.8寸。深部为胸膜及肺，故不宜深刺；深刺易引起气胸。

释义：大，长、大；杼，古指织布的梭子；脊旁肌肉长大，本穴位于杼形肌肉之起端，故名。本穴属足太阳膀胱经，八会穴之骨会，刺之可疏通局部气血，不仅善治颈项强痛、肩背痛等颈肩局部病症，还善通利骨节，可应用于全身骨骼疾患，如腰椎间盘突出、膝关节骨性关节炎等。

3. 天柱

定位：位于项部大筋（斜方肌）外缘之后发际凹陷中，约当后发际正中旁开1.3寸。

主治{近治作用——颈项强痛、落枕、头痛、眩晕
远治作用——癫狂痫等神志病}

刺灸法：直刺或向脊柱方向斜刺0.5～0.8寸，不可向内上方深刺，以免伤及延髓。

释义：天，指头部；柱，支柱、梁柱，喻人体之颈项。人体以头为天，颈项犹擎天之柱，穴在项部起始部，犹如头部之支柱，故名。本穴为足太阳膀胱经穴，《灵枢·杂病篇》载："项痛不可俯仰，是足太阳"，宋·王执中的《针灸资生经》载："天柱治疗颈项强，不可俯仰"，所叙述的均为颈椎病的常见症状，故本穴为治疗颈椎病的要穴。

【刺灸图】

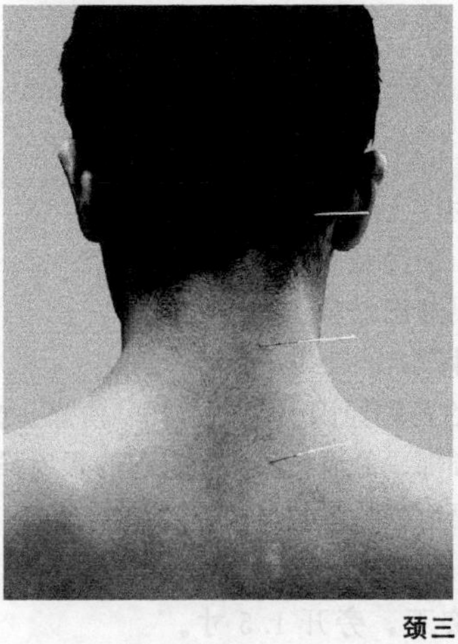
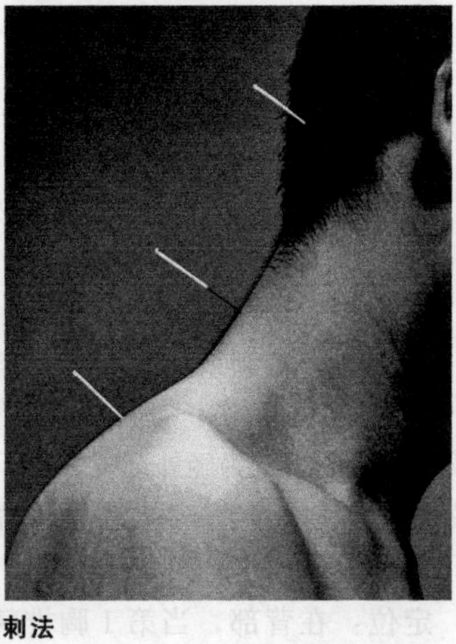

颈三针刺法

【组方与主治】

“颈三针”由百劳、大杼、天柱组成，三穴均位于颈部，是与颈部功能有关的重要穴位。靳老根据病灶周围组穴配方，加强了腧穴近治作用，力专效宏。天柱，为足太阳膀胱经之穴，约当第 2 颈椎上缘；百劳，为经外奇穴，约当第 5、第 6 颈椎水平，对退行性颈椎病变有良好的治疗作用；大杼，为足太阳膀胱经穴、八会穴之骨会穴，又为督脉之别络，手、足太阳经的交会穴，位于第 1 胸椎水平，刺之能疏通太阳经脉之气血，并有主治全身骨髓疾病的功能；以上三穴分别位于颈椎上、中、下各部，可全方位地调整颈椎，同取针刺可以强筋健骨、通络止痛，为治疗临床各型颈椎病及颈源性疾病（如颈性眩晕、颈源性吞咽困难）的常用穴位。

临床研究初步提示：针刺“颈三针”对颈椎病患者血流的即时双向调节作用，可纠正颈椎病所致的椎-基底动脉血流动力学紊乱，改善血流速度。

【速记总结】

局部取穴
力专效宏
↓
颈三针 { 百劳——补虚益损；大杼——强筋健骨；天柱——通经止痛 } 颈部三穴 专治颈椎 { 颈椎病；颈性眩晕；颈源性吞咽困难 }

【临证配伍】

适应证	颈源性吞咽困难	颈源性眩晕	落枕
常用配穴	颈三针、颈夹脊	颈三针、晕痛针、四神针	颈三针、落枕穴、后溪

【速记歌诀】

天柱百劳与大杼，局部取穴颈三针；
天柱项部颈百劳，大杼第一胸椎旁；
强筋健骨通经络，眩晕颈椎病无踪。

【研究进展】

1. 颈源性吞咽障碍（cervical dysphagia）

黄劲柏[1]以温针颈三针配以推拿手法治疗26例颈源性吞咽障碍患者，治疗10次后，患者咽部异物感、吞咽障碍、颈椎症状等情况有不同程度的改善，显效率为69.2%，总有效率为92.3%。

2. 椎动脉型颈椎病（cervical spondylosis of vertebral artery type）

宋华英和吴晓东等以颈三针为主治疗椎动脉型颈椎病[2,3]，患者的头晕、头痛、颈枕部酸痛等症状得到不同程度的改善，总体有效率达90%以上。运用TCD对患者针刺前后基底动脉（BA）及左、右椎动脉（LVA、RVA）的血流动力学指标进行观察发现[4]，颈三针针刺后对不同血管的血流动力改变均有影响，患者的峰值流速（V_s）、平均血流速度（V_m）参数表现出及时效应，对椎-基底动脉高血流速度异常，针刺后可降低血流速度，改善循环；对于低流速的异常状态，针刺后血流速度均有不同程度的提高，提示针刺具有双向调节血流动力学作用。

3. 神经根型颈椎病（nerve root cervical spondylosis）

程宾[5]使用温针颈三针方法治疗神经根型颈椎病，每次3壮，10次为1个疗程。1个疗程后，治疗组在视觉模拟评分法（VAS）和NPQ评分降低程度上均优于口服颈复康冲剂组。贺君[6]研究发现，颈三针组治疗前后患者疼痛分级指数（PRI）的感觉分、情绪分、总分以及VAS、现有疼痛强度（PPI）评分差值均优于颈夹脊穴组，提示颈三针组配合针刺治疗其镇痛效果优于颈夹脊穴组。

4. 颈源性眩晕（cervical vertigo）

张晖和卢绍聪等[7,8]以颈三针结合腹针治疗颈源性眩晕，治疗后患者的左椎动脉、右椎动脉、基底动脉收缩期血流量、平均血流量、舒张期血流量均较治疗前加快，三针组改善程度优于常规针刺组。王冼生[9]研究发现，患者除在血流速度上有所改善外，颈三针组治疗颈源性眩晕在治愈率及总有效率、眩晕量表评分、症状自评量表、生存质量评定方面明显优于牵引加推拿按摩治疗组，而且观察到治疗组能降低右椎动脉及左椎动脉收缩期流速及舒张期流速，作用优于对照组，因而考虑其疗效机制改善椎动脉、基底动脉供血，增加脑血流量，减少脑血流阻力，改善迷路动脉及内耳供血有关。

5. 落枕（strained neck）

韩宇樱[10]使用颈三针治疗 98 例落枕患者，每日 1 次，留针 30min，1 次痊愈率可达 78%，治疗 4 次后痊愈率为 100%，提示颈三针治疗落枕的疗效显著。

参考文献

[1] 黄劲柏．颈三针结合推拿治疗颈源性吞咽障碍 26 例．上海中医药杂志，2008，42（3）：56.

[2] 宋华英，刘建军，赵建新．高压氧配颈三针治疗椎动脉型颈椎病 30 例．中国针灸，2002，22（7）：55

[3] 吴晓东．颈三针输刺为主治疗椎动脉型颈椎病 89 例．上海针灸杂志，2011，30（2）：130.

[4] 廖映烨，钟春萍，李宁．观察针刺颈三针对颈椎病椎基底动脉血流动力学影响．辽宁中医药大学学报，2011，13（6）：134-135.

[5] 程宾，董晓斌，孙健．温针灸颈三针治疗颈型颈椎病的临床观察．广西中医药，2011，34（3）：24-25.

[6] 贺君，庄礼兴．颈三针治疗神经根型颈椎病 97 例临床观察．新中医，2008，40（11）：67-68.

[7] 张晖，王桂萍．颈三针结合腹针治疗颈性眩晕 52 例疗效观察．上海针灸杂志，2004，23（11）：15-16.

[8] 卢绍聪．晕痛针结合颈三针治疗颈性眩晕的临床研究．广州：广州中医药大学，2006：Ⅰ.

[9] 王冼生．颈三针加四神针治疗颈性眩晕的临床研究．广州：广州中医药大学，2011：Ⅰ-Ⅲ.

[10] 韩宇樱．颈三针治疗落枕 98 例疗效观察．山西中医，2007，23（2）：35.

禤三针（颧髎、太阳、下关）

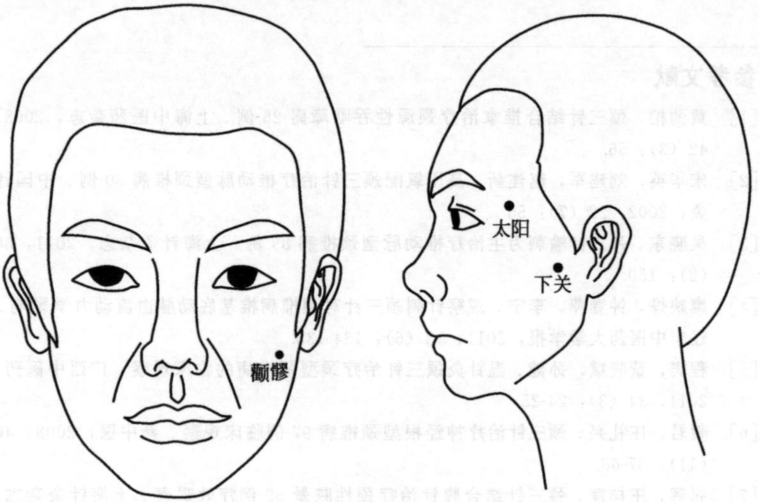

禤三针

【穴位简介】

1. 颧髎

定位：在面部，当目外眦直下，颧骨下缘凹陷处。

主治：局部病症——口眼歪斜、面肌痉挛、牙痛、三叉神经痛。

刺灸法：直刺 0.3～0.5 寸，斜刺或平刺 0.5～1 寸。

释义：颧，颧骨；髎，孔隙之意。因本穴在颧骨下凹陷处，故名。本穴属手太阳小肠经，为手少阳、太阳经之交会穴。两经均循行经过头面部，故本穴在治疗头面部疾病如口㖞、眼睑瞤动、牙痛、面痛、颊肿等有显著疗效，尤其善于治疗面瘫。

2. 太阳

定位：眉梢与目外眦之间向后约一横指的凹陷处。

主治：局部病症——头痛、目疾、面瘫。

刺灸法：直刺或斜刺 0.8～1 寸。

释义：太阳为“经外奇穴”，根据“腧穴所在，主治所及”的原理，本穴位居头颞部，刺之可气至病所，疏理局部气血，开泄壅塞，以治局部病症，故为清利头目之要穴；太阳虽为经外奇穴，却布于少阳经循行路线上，故刺之又可激发经气、疏通经络、平肝潜阳，为治疗头面部病症如头痛、目疾、面瘫的常用要穴。

3. 下关

定位：在耳前，下颌骨髁状突前方，当颧弓与下颌切迹所形成的凹陷中，合口有孔，张口即闭。宜闭口取穴。

主治：局部病症
- 面口疾患：牙关不利、三叉神经痛、牙痛、口眼歪斜
- 耳疾：聤耳、耳鸣、耳聋

刺灸法：直刺 0.5～1.0 寸；留针时不可做张口动作，以免折针。

释义：下，与上相对；关，机关，关节；穴在下颌关节颧弓下方，与上关相对峙而得名。本穴属足阳明胃经，根据其近治作用，本穴功擅消肿止痛、益气聪耳、通关利窍，临床常用于治疗面口疾患与耳部疾患。

【刺灸图】

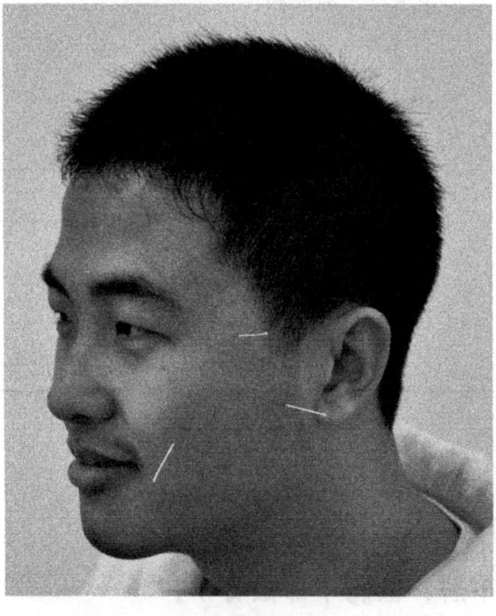

褐三针刺法

【组方与主治】

“褐三针”由颧髎、太阳、下关三穴位组成，是靳老根据病灶周围组穴配方。对于局部症状较为突出者，靳老常以病灶的周围或其上、中、下三部选穴配方。因为局部血液循环的改变，对局部病变的恢复有重要意义。中医认为，黄褐斑为肝肾阴虚，气血运行受阻，不能润泽面部肌肤所致。巢元方的《诸病源候论·面黑皯候》曰：“气血不和，或涩或浊，不能荣于皮肤，故发生黑皯。”颧髎，手太阳小肠经穴，手少阳、太阳之会，有通经行气、活血化瘀之功；太阳，可疏理局部气血，开泄壅塞，尚可通调肝胆之气；下关，足阳明胃经穴，可疏调局部气血、通关利窍。三穴分别位于面部上、中、下三处，且为临床黄褐斑的好发部位，故刺激本组穴位，可调整面部经气，通经活络、活血化瘀，从而达到祛斑等目的，主治面部黄褐斑、雀斑。

【速记总结】

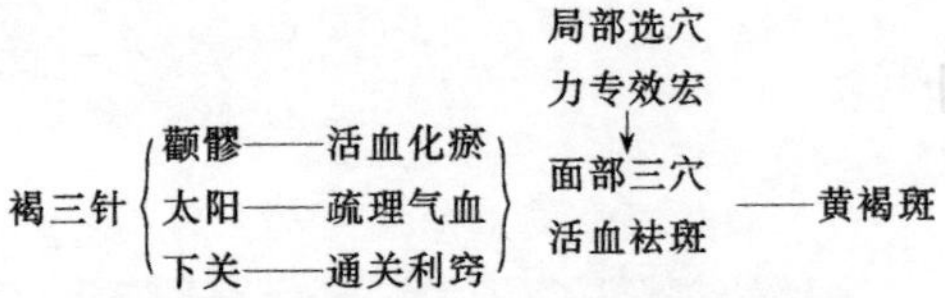

【临证配伍】

适应证	黄褐斑
常用配穴	主穴：褐三针 肝郁型：配肝俞、太冲 肾阴虚型：配肾俞、照海 脾虚型：配脾俞、胃俞、足三里、血海

【速记歌诀】

颧髎太阳和下关，局部取穴褐三针；
太阳下关上下居，颧髎中部颧骨下；
活血化瘀调气血，专医面部黄褐斑。

【研究进展】

黄褐斑（chloasma）

目前针刺疗法治疗黄褐斑，在局部取穴方面，太阳、颧髎、下关均为使用频率较高的穴位[1]，由于黄褐斑好发于鼻、额、颧、口周和面颊等处，针灸治疗黄褐斑选用面部皮损区（即阿是穴）旨在调理经脉、活血通络、改善血液循环，促进表皮细胞新陈代谢，消除斑片，增强肌肉弹性。

但黄褐斑虽发于外，其病之根本却在于内，是脏腑气血失调的外在表现，主要是由于肝、肾、脾等脏腑功能紊乱，气血运行失常，脉络空虚，不能上荣于面，或瘀浊阻络，蕴结肌肤所致，通过调内乱以消外斑才是治本之法[2]，故临证常结合辨证取穴，配用足三里、三阴交、曲池、血海等。这也是针灸祛斑较之仅注重局部脱色的现代美容品效果更为持久稳定的原因所在。

参考文献

[1] 林敏红．针灸治疗黄褐斑规律特点探寻．江苏中医药，2011，43（9）：63-64.
[2] 张凤娥，欧阳恒，杨志波．中医治疗黄褐斑现状及展望．中国中医药信息杂志，2008，15（7）：107.

第二章

神智疾患

组穴处方

智三针 [神庭、本神（双）]

【穴位简介】

1. 神庭

定位：头部，当前发际正中直上 0.5 寸。

主治 { 头面五官疾病：头痛、目赤、鼻渊
神志病：癫狂痫、失眠、郁病

刺灸法：平刺 0.5～0.8 寸。

释义：神，为脑之元神；庭，庭堂。本穴为脑神所居之处，故名。本穴归属于督脉，且为足太阳膀胱经与督脉的交会穴，因督脉及足太阳膀胱经均入络于脑，《黄庭中景经》说："神庭者，脑神之宅，保身之堂也"，故本穴是治疗神智疾患之要穴。

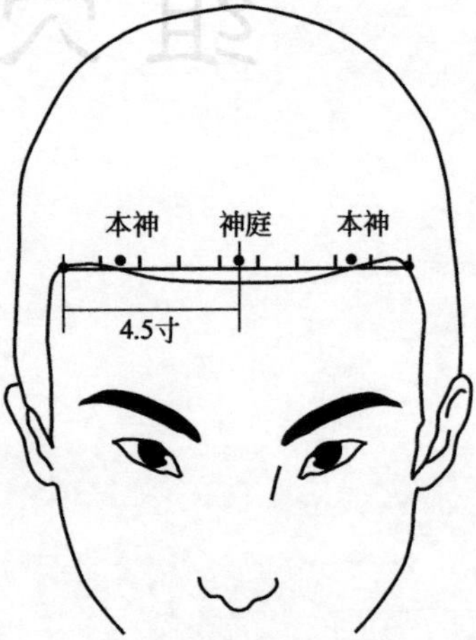

智三针

2. 本神

定位：神庭旁开 3 寸，当神庭与头维（位于头侧部，当额角发际上 0.5 寸，前正中线旁开 4.5 寸）连线的内 2/3 与外 1/3 的交点处。

主治 { 头面五官疾病：头痛、目眩
神志病：癫痫、小儿惊风、中风

刺灸法：平刺 0.5～0.8 寸。

释义：本，根本；神，神明。本穴为人身元神之根本，故名。本穴归属于足少阳胆经，且为足少阳与阳维脉交会之处，《黄帝内经》曰："胆为中正之官，主决断，五脏皆分主神志，故为神之本。"本穴因位于前发际神庭穴旁，内为脑神之所属，可主治与神明有关的

病症。

【组方与主治】

“智三针”由神庭与双侧本神组成，三穴均位于前额部，且均以“神”命名，是与“神”有关的重要穴位，靳老将功效相近的此前头三穴组合，从而达到协同增效的目的。《淮南子·精神训》曰：“神者，智之渊也”，说明“神”乃情感智力之源泉，故将此三穴命名为“智三针”。本组穴常用于治疗与神、智相关的疾病，与“神”有关的如失眠、抑郁等症；或与“智”相关的如小儿智力低下、老年痴呆、脑卒中（中风）后抑郁、健忘等症。由于智三针位于前额部，还可用于治疗前头痛、眼病。

现代医学认为，额叶是大脑发育中最高级的部分，负责思维、演算，与个体的需求和情感相关。神庭、本神之下为额肌，有颞浅动、静脉额支和额动、静脉外侧支，布有额神经分支，通过针刺该组穴位，能刺激额骨下的额叶神经元，影响额叶的功能活动，可主治情感、智力障碍等疾病。

【刺灸图】

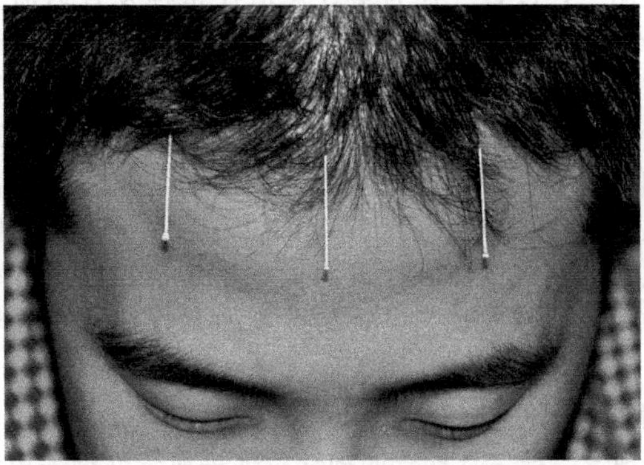

智三针刺法

【速记总结】

智三针 { 神庭——神之居处；本神——神之本穴 } 前额三穴（协同增效）脑神所居 { 头面五官疾病——头痛、目疾；神志病——小儿智力低下、老年痴呆、中风后抑郁、失眠 }

【临证配伍】

适应证	精神发育迟滞	自闭八项	失眠
常用配穴	智三针、四神针、脑三针、颞三针	四神针、智三针、脑三针、颞三针、颞上三针、启闭针、手智针、足智针	智三针、内关、神门、申脉（泻）、照海（补）

【速记歌诀】

神庭本神智三针，协同组方功效宏；
神庭入发五分际，本神神庭三寸旁；
脑神居处智之渊，诸神之疾皆可取。

【研究进展】

1. 儿童精神发育迟滞（mental retardation，MR）

研究表明[1]，以智三针为主针灸治疗精神发育迟滞儿童，确有全面提高 MR 患者智商（IQ）的效果，疗效与患儿年龄、病情轻重、治疗方法与疗程相关；而性别、不同证型间无显著性差异。年龄越小，针灸治疗 MR 的疗效越好；对不同年龄层次 MR 患者智力结构的影响如下：7 岁以下低年龄 MR 患者以 VIQ（语言智商）提高显著为主，而 7 岁以上高年龄 MR 患者则以 PIQ（操作智商）变化较大为主。病情轻的患者疗效明显优于病情重的患者；不同针灸治疗方法的疗效比较发现，电针与针刺加穴位注射疗效均优于单纯针刺组。

2. 血管性痴呆（vascular dementia）

研究发现[2]，智三针配合四神针对促进血管性痴呆患者智能、肢体功能康复有积极作用；其疗效优于尼莫地平对照组，患者随智能的改善和肢体功能的康复，日常生活能力逐渐恢复，生活质量亦随之提高。临床观察发现[3]，智三针配合脑三针、四神针为主治疗脑血管性痴呆的疗效优于胞二磷胆碱静滴组。

3. 中风后抑郁（post stroke depression）

研究证实[4]，电针智三针可全面改善中风后抑郁患者的抑郁症状，并通过改善抑郁患者的心理状态，提高患者生存质量。艾灸结合智三针[5]能有效降低中风后抑郁患者汉密尔顿抑郁量表（HAMD）评分、抑郁自评量表（SDS）评分，能全面改善患者的抑郁症状，且在改善焦虑躯体化、认知障碍、日夜变化、绝望感四个症状方面，疗效较单纯智三针对照组好。

参考文献

[1] 袁青，赖新生，彭增福等．靳三针治疗精神发育迟滞（MR）2683 例临床研究．中国针灸，1999（6）：328-332

[2] 江钢辉，陈振虎，赖新生．针刺智三针和四神聪穴治疗血管性痴呆的临床研究．广州中医药大学学报，2003，20（4）：271-273.

[3] 聂志华，钟志伦．靳三针治疗脑血管性痴呆的临床观察．上海针灸杂志，2004（8）：5-6.

[4] 庄子齐，王敦建．电针智三针治疗中风后抑郁症疗效评价及对生存质量的影响．辽宁中医杂志，2009（9）：1400-1402.

[5] 吴俊贤．艾灸结合智三针治疗中风后抑郁症的临床研究．广州：广州中医药大学，2010：31-38.

足智针（涌泉、泉中、泉中内）

【穴位简介】

1. 涌泉

定位：位于足底（去趾）前1/3处，足趾跖屈时呈凹陷处。

主治：
- 近治作用——足心热、下肢瘫痪
- 远治作用
  - 肝肾阴虚诸症——头痛、头晕、失眠、五心烦热
  - 肺系病症——咽喉肿痛、咳嗽
  - 前阴病——二便失司
- 特殊作用——神志病：小儿惊风、癫狂痫、晕厥

刺灸法：直刺0.8～1.2寸。

释义：《黄帝内经》云："肾出于涌泉，涌泉者足心也"，意即肾经之气来源于足下，涌出灌溉周身各处，此穴如人体泉水上涌之处，故名涌泉。本穴为肾水之源头，善于滋肾阴、涵肝木，为滋补肝肾要穴，用于治疗肾阴虚，水不涵木，肝阳上亢而引起的头晕、头痛、失眠等；涌泉穴为本经井穴，具醒脑开窍、宁神益智之功，对于神志疾患，如癫狂痫、小儿惊风、晕厥等均可选取本穴治疗。

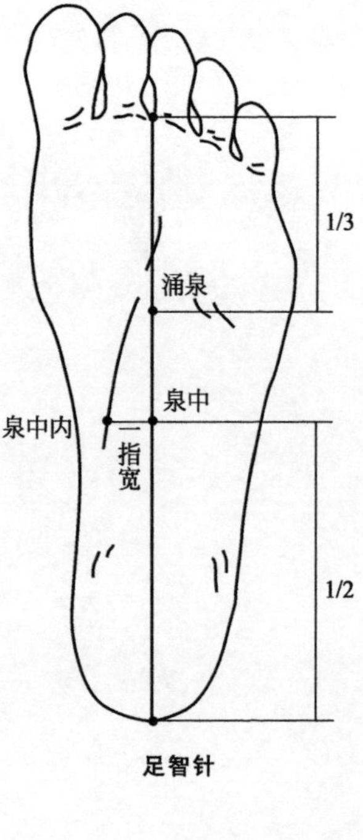

足智针

2. 泉中

定位：足趾关节与足跟连线中点（即足心）。

主治：神志病——精神病，癔症，狂躁。

刺灸法：直刺0.5～1寸。

释义：本穴为经外奇穴，在足少阴肾经涌泉穴之下，足掌之中部，故

名。本穴具有益肾宁神、平肝息风的作用。

3. 泉中内

定位：泉中穴旁开0.8～1寸。

主治：加强泉中穴的刺激作用。

刺灸法：直刺0.5～1寸。

释义："泉中内"为靳老根据肾经"斜走足心"的经络循行路线而取，它可加强泉中穴的刺激作用。

【组方与主治】

"足智针"由涌泉、泉中、泉中内组成，为靳老根据经络循行取穴配方。靳老在治疗小儿自闭症时，以开窍醒神为治疗原则，故从足底足少阴肾经循行（肾经起于足小趾之下，斜行于足心，从足舟骨粗隆处上行，经内踝后方上行）部位，取"足智针"三个穴位，其中涌泉为肾经井穴，肾水之源头，功擅醒脑开窍、醒神益智、滋补肝肾；配合泉中、泉中内三穴组方，加强刺激，以协同涌泉的治疗作用。且为"上病下取"法，印证了"治病必求于本"的针灸治疗原则。三穴均位于足心，醒脑开窍醒神之力强，故三穴合用，可起兴奋、激动、振奋阳气之效，本组穴临床多用于治疗自闭症、沉默寡言、智力低下等以少动多静为主要症状特点的疾患。

【刺灸图】

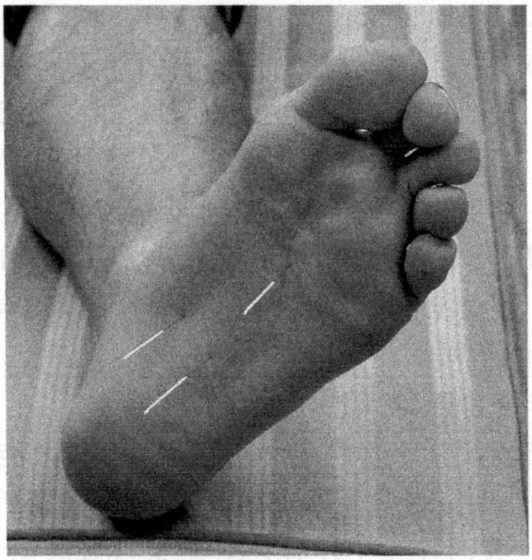

足智针刺法

【速记总结】

足智针：
- 涌泉——开窍醒神
- 泉中、泉中内——加强刺激

经络循行、选穴组方 → 上病下取、醒脑益智 ——少动多静：智力低下、自闭症、哑不能言

【临证配伍】

适应证	自闭症	孤独症伴语言障碍
常用配穴	自闭八项：四神针、智三针、脑三针、颞三针、颞上三针、启闭针、手智针、足智针 语言发育迟缓：配舌三针	四神针、颞三针、脑三针、舌三针、手三针、手智针、足三针、足智针、风池、哑门

【速记歌诀】

上病下取足智针，涌泉泉中泉中内；
涌泉足底前凹陷，泉中足掌中部寻；
内侧一寸泉中内，醒神开窍治自闭。

【研究进展】

1. 自闭症（autistic disorder）

袁青等[1]在观察靳三针疗法对儿童自闭症不同中医证型的临床疗效中发现，治疗组 118 例予以靳三针疗法，主穴选取四神针、定神针、颞三针、脑三针、智三针、手智针、足智针和舌三针，并根据病情随证配穴；对照组 84 例予特殊教育训练。两组均每天治疗 1 次，每周 6 次，4 个月为 1 个疗程。治疗后治疗组儿童自闭症评定量表(CARS）评分降低程度大于对照组，且肝郁气滞、心肝火旺、痰迷心窍三型的疗效优于对照组。

2. 孤独症伴语言障碍

张全明等[2]治疗儿童孤独症 30 例，针刺组取四神针、颞三针、脑三针、舌三针、手三针、手智针、足三针、足智针、风池、哑门，4 周为 1 个疗程，共治疗 4 个疗程。对照组口服智康口服液（由何首乌、远志、龙眼肉、女贞子、龙骨、茯苓等组成，含生药 3g/ml)、

吡拉西坦口服液，每天 3 次，每次各 10ml，连续治疗 4 个月。结果显示针刺能有效缩短孤独症儿童事件相关电位 p3 潜伏期，提示针刺治疗使神经冲动传导加快，大脑对外界信息的认知加工时间缩短。孤独症儿童针刺治疗后 p3 波幅升高，提示针刺可以促进发育受阻患儿神经纤维的生长发育，增加大脑皮质突触的数目与质量，同时，尽可能提高孤独症患儿的注意水平，增加能激活的神经元数量。

参考文献

[1] 袁青，吴至凤，汪睿超等．靳三针治疗儿童自闭症不同中医证型疗效分析．广州中医药大学学报，2009，26 (3)：241-245.

[2] 张全明，余瑞英，庞坚等．针刺引起孤独症语言障碍儿童事件相关电位 p3 潜伏期和波幅的变化．中国临床康复，2005，9 (20)：10-11.

手智针（内关、神门、劳宫）

【穴位简介】

1. 内关

定位：前臂掌侧，腕横纹上 2 寸，在桡侧腕屈肌腱与掌长肌腱之间。

主治
- 近治作用——上肢痹痛
- 远治作用
  - 心悸、胸闷、心律失常等心脏疾病
  - 失眠、郁证、癫狂痫等神志病症
- 特殊作用——胃痛、呃逆、呕吐等胃病

刺灸法：直刺 0.5～1 寸，可透刺外关，行针以有向指端放射的触电感为宜。

释义：内，前臂之内侧；关，关隘；此穴居前臂内侧之冲要，可以通胸膈关塞诸病。本穴属手厥阴心包经，心主神明，心包为心之外卫，代心受邪，故本穴不仅可以治疗上肢痿痹等局部疾患，还为宁心安神之要穴，善于治疗癫狂痫等神志疾患。另内关为八脉交会穴，通于阴维脉，《难经》云："阴维为病苦心痛"，即阴维脉主心胸胃诸疾，故内关具有化痰通络之功，善于治疗心胸胃疾患。

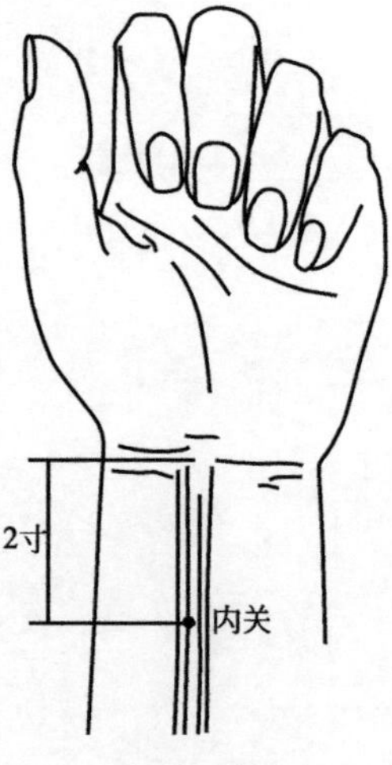

手智针　内关

2. 神门

定位：腕横纹尺侧端，尺侧腕屈肌腱的桡侧凹陷处。

主治
- 近治作用——腕臂痛
- 远治作用——心烦、健忘、失眠、痴呆、癫狂痫等神志病

刺灸法：直刺 0.3～0.5 寸，因穴下有尺神经、尺动脉通过，故不宜深刺。

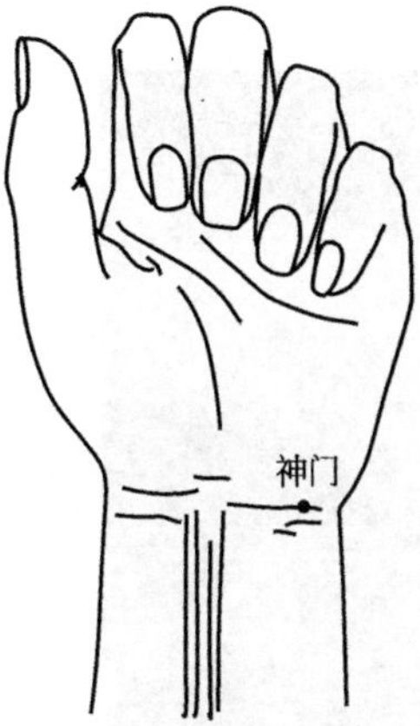

手智针　神门

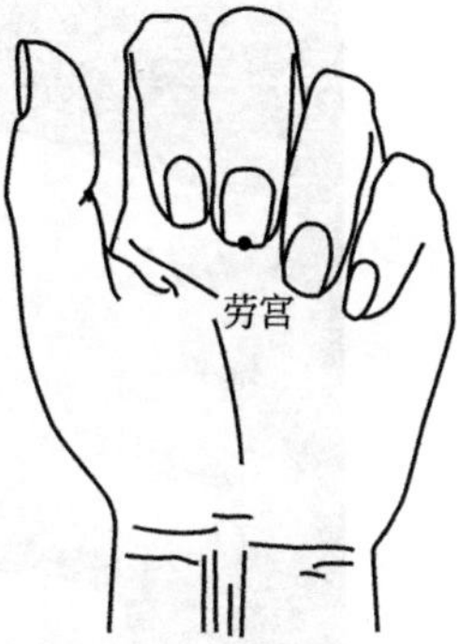

手智针　劳宫

释义：神，神明，心藏神；门，门户。本穴为心经之原穴，乃心神游行出入之门户，故名。《黄帝内经》云：“五脏六腑有疾者，皆取其原也”，故本穴为宁心安神之要穴，安神作用极佳。

3. 劳宫

定位：掌心横纹中，第 2、第 3 掌骨之间，握拳屈指时中指尖处。

主治：
- 近治作用——手指拘挛
- 远治作用——癫狂痫、心烦失眠等神志病
- 特殊作用——中风昏迷、中暑等急症

刺灸法：直刺 0.3～0.5 寸。

释义：劳，劳作，宫，宫殿，引申为居处；手司劳作，穴在掌心，因其所在和功用而得名。本穴为心包经之荥穴，《难经》云：“荥主身热”，故本穴善于清心胃之火。本穴对于心火内盛、心神被扰、胃火旺盛、浊气上攻所致的病症，可清泻火热，开窍醒神，故历代医家认为本穴可主治神志病、胃火口臭等疾患。

【刺灸图】

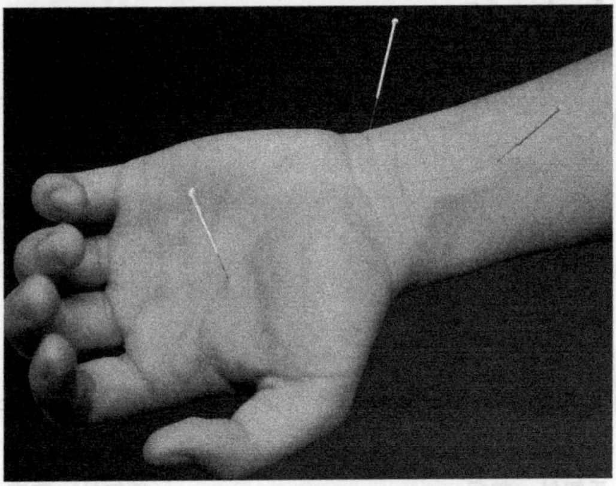

手智针刺法

【组方与主治】

“手智针”由劳宫、神门、内关这三个穴位组成，是靳老根据脏腑辨证组穴配方的。精神发育迟滞儿童多动症多属心神不安、心失所养而成，而心藏神，心包代心受邪，故心经、心包经穴善于调理心神，治疗神志疾患。劳宫，为心包经荥穴，善于清心泻热；内关，属心包经，善于宁心安神，为治疗神志病之要穴；神门，心经之原穴，且以“神”命名，为调理心神要穴。靳老将三穴组合，可起抑制、安神、镇静之效，主要用于治疗儿童多动症等以多动少静为症状特点的疾患。根据三穴主治作用，还可用于治疗手腕手掌麻痹或活动障碍、手心发热、心烦不宁、神经衰弱等疾患。

现代研究发现，针刺内关、神门可引起脑内不同区域的激活。针刺内关主要在两侧额叶出现显著激活，其中左侧额叶激活明显，此外激活部位还有少量表现在颞叶、枕叶；针刺神门主要在两侧颞叶出现显著激活，其次表现为额叶、顶叶有少量激活。智能、精神障碍等大多与大脑皮质的额、颞叶损害有关，针刺刺激内关、神门分别可以激活额叶、颞叶和其他脑区，从不同途径影响脑的功能活动，故可主治智能、精神障碍。

【速记总结】

手智针 { 劳宫——清心泻热；内关——宁心安神；神门——调理心神 } 脏腑辨证 选穴组方 → 安神要穴 镇静为主 ——多动少静：儿童多动症、失眠、癫痫

【临证配伍】

适应证	多动症	自闭八项	痉挛性脑瘫
常用配穴	主穴：四神针、定神针、手智针 心脾气虚型：配三阴交、足三里 湿热内蕴、痰火扰心型：配少府、丰隆肾虚不足、肝阳偏旺型：配太溪、行间	四神针、智三针、脑三针、颞三针、颞上三针、启闭针、手智针、足智针	四神针、颞三针、脑三针、智三针、手三针、手智针、足智针、足三针

【速记歌诀】

神门内关与劳宫，脏腑辨证手智针；
内关腕掌两寸上，腕掌桡侧神门居；
劳宫屈指手心寻，镇静安神治多动。

【研究进展】

1. 多动症（childhood hyperkinetic syndrome）

罗秋燕[1]以靳三针治疗儿童注意缺陷障碍伴多动。主穴：四神针、定神针、手智针，结合辨证配穴，45 次为 1 个疗程。临床观察结果显示，针刺治疗注意缺陷多动障碍总有效率达 84.85%；父母问卷中的品行问题、学习问题、心身障碍、冲动-多动及焦虑 5 个因子得分在治疗第 1 疗程、第 2 疗程后同治疗前相比较具有显著性差异，说明针刺对注意缺陷多动障碍症状的改善是整体的、全面的。临床研究结果还提示年龄小、疗程短针刺疗效较好，且疗效随疗程延长而提高；不同类型的针刺疗效亦有显著性差异，显示多动障碍型的疗效较佳。不同中医证型的针刺疗效亦有显著性差异，心脾气虚、神失所养型的疗效较佳。

2. 儿童自闭症（children autism）

袁青等[2]在观察靳三针疗法对儿童自闭症不同中医证型的临床疗效中发现，治疗组 118 例予以靳三针疗法，主穴选取四神针、定神针、颞三针、脑三针、智三针、手智针、足智针和舌三针，并根据病情随证配穴；对照组 84 例予特殊教育训练。两组均每天治疗 1 次，每周 6 次，4 个月为 1 个疗程。治疗后治疗组儿童自闭症评定量表（CARS）评分降低程度大于对照组，且肝郁气滞、心肝火旺、痰迷心窍三型的疗效优于对照组。

3. 小儿脑瘫（child cerebral palsy）

于海波[3]将痉挛性脑瘫患儿 135 例随机分为 3 组，治疗组 45 例给予靳三针疗法（主穴：四神针、颞三针、脑三针、智三针、手三针、手智针、足智针、足三针）结合康复训练治疗，对照 1 组 45 例单纯以靳三针疗法治疗，对照 2 组 45 例则予以康复训练治疗。研究结果显示靳三针疗法结合康复训练对于痉挛型脑瘫患儿日常生活活动能力的改善明显优于单纯靳三针疗法或康复训练。治疗组事件相关电位（ERP）P300 潜伏期及波幅的改善均明显优于对照 1 组、对照 2 组。

参考文献

[1] 罗秋燕．靳三针治疗注意缺陷多动障碍临床与实验研究．广州：广州中医药大学，2009：33-38.

[2] 袁青，吴至凤，汪睿超等．靳三针治疗儿童自闭症不同中医证型疗效分析．广州中医药大学学报，2009，26（3）：241-245.

[3] 于海波，曾超高．靳三针疗法结合康复训练治疗痉挛型脑瘫患儿的临床研究．广州中医药大学学报，2010，27（2）：119-122.

四神针（四神Ⅰ针、四神Ⅱ针、四神Ⅲ针、四神Ⅳ针）

【穴位简介】

四神Ⅰ针、四神Ⅱ针、四神Ⅲ针、四神Ⅳ针

定位：在头部，百会前、后、左、右各旁开1.5寸，共四针。

主治：
- 头面五官疾病：头痛、眩晕
- 神志病：癫狂痫、失眠、健忘、智力低下

刺灸法：

① 四针均由百会向外平刺，刺激面比较广泛，多用于精神发育迟滞儿童及脑瘫、自闭症、多动症、眩晕等症。

② 四针均由外向百会平刺，刺激面比较集中，有聚神之功，多用于癫痫、失眠、健忘等神志病。

③ 四针均向患侧平刺，能起到气至病所的作用，适用于中风后偏瘫、肢端感觉异常者。

④ 四神Ⅰ针、四神Ⅱ针均向前平刺，四神Ⅲ针、Ⅳ针向通天方向平刺，四针方向均朝向前额部，多为配合治疗鼻部、前额部等疾病（通天，在头顶，当前发际正中直上4寸，旁开1.5寸）。

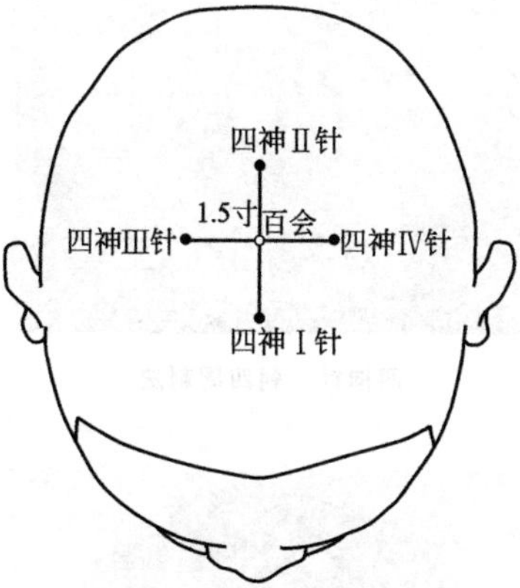

四神针

释义：四神针位于头部，百会四周。脑为神明之府，百会为诸阳之会，督一身之正气，故针刺四神针不仅能改善头部经脉气血，尚能通调全身之气血，使阴阳平衡、精神乃治。

四神针当督脉的前顶、后顶和足太阳膀胱经左、右络却之处，故四神针可通调督脉、足太阳膀胱经诸经经气，根据“经脉所过，主治所及”的理论，较之四神聪，其在脑的投影区域更宽阔，可扩大针灸对脑部的刺激作用，增强疗效。且前顶，为督脉脑气所发，穴当头顶之上，百会之前；后顶，位于头顶之中，百会之后；关于络却，《针灸穴名解》曰：“足太阳

之脉起于目内眦，上行至额抵顶，由本穴左之右，右之左，斜行交百会，即所谓上额交巅也”，说明络却与脑关系密切。

综上所述，“四神针”诸穴位于百会四周，且与脑关系密切，故针之可起到升举清阳、调神定志、通调周身气血的目的。

●【刺灸图】

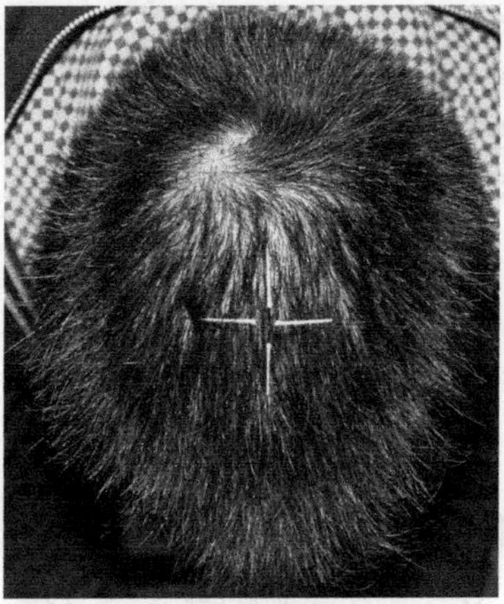

四神针　朝四周刺法

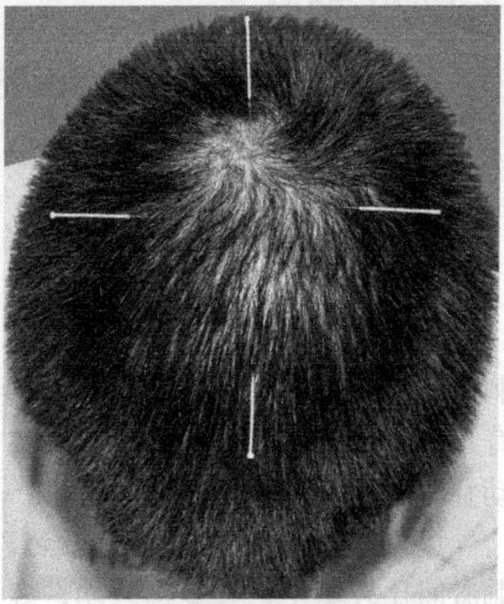

四神针　朝百会刺法

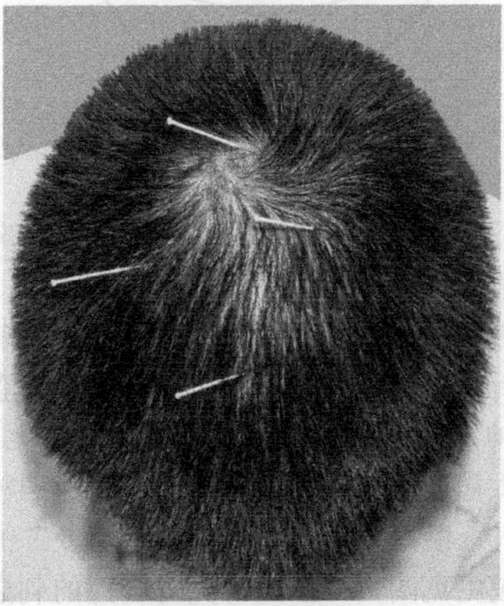

四神针　朝一侧刺法

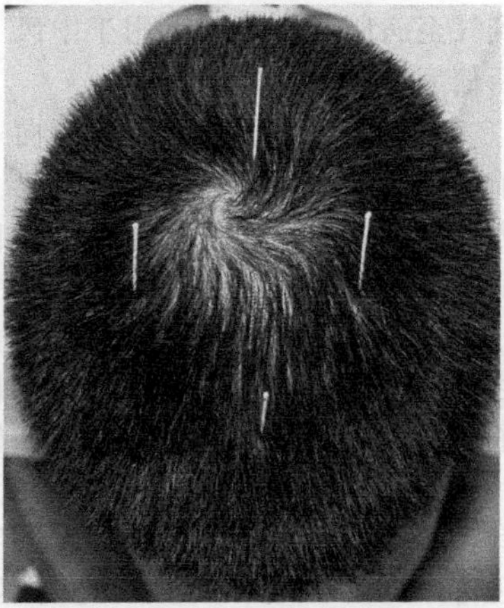

四神针　朝前刺法

【组方与主治】

对于局部症状较为突出，或病变所涉及组织较为单一的疾患，靳老常以病灶的周围选穴配方。因为局部血液循环的改变，对局部病变的恢复有重要意义。“四神针”的组方原理即以病灶周围选穴配方，与经外奇穴中的“四神聪”有异曲同工之妙。

但关于四神聪的位置，历代诸家多认为在百会前后左右各旁开1寸，而靳老则以百会前后左右各1.5寸定位为“四神针”，以示区别，同样，这样定位取穴也有其更深层次的意义：“四神针”当督脉的前顶、后顶和足太阳膀胱经左、右络却穴之处，故四神针可通调督脉、足太阳膀胱经诸经经气，故督脉和膀胱经均与脑直接联系。根据“经脉所过，主治所及”的理论，较之四神聪，其在脑的投映区域更宽阔，可扩大针灸对脑部的刺激作用，从而更适合于头部及神志疾病的治疗，可增强疗效。故临床中“四神针”的主治要点为：头痛、眩晕、五官疾病；癫狂痫、失眠、健忘、智力低下等。

“四神针”下的皮肤由额神经、耳廓神经、耳小神经和枕大神经等神经交织，同时，该处有枕动静脉、颞浅动静脉的额支和顶支、眶上动静脉的吻合网分布，针刺该穴，可大面积刺激相关神经以及改变脑部血流量，故可治疗血管性头痛、血管性痴呆等疾病。

【速记总结】

四神针 { 百会周围四穴 / 各旁开1.5寸 } 局部取穴 ↓ 较四神聪 扩大区域 { 头面五官疾病——头痛、眩晕、五官疫病 / 神志病——癫狂痫、失眠、健忘、智力低下 }

【临证配伍】

适应证	精神发育迟滞	前额痛	偏头痛	自闭八项
常用配穴	四神针、智三针、脑三针、颞三针	四神针、定神针	四神针、颞三针	四神针、智三针、脑三针、颞三针、颞上三针、启闭针、手智针、足智针

【速记歌诀】

四神针绕百会旁，前后左右一寸半；

病灶周围选穴方，投映区域更宽广；
主治癫狂智低下，头痛失眠与健忘。

【研究进展】

1. 围绝经期抑郁症（perimenopausal depressive disorder）

郑盛惠[1]以四神针久留针为主治疗围绝经期抑郁症，患者的抑郁程度和围绝经期总体症状均明显减轻，并能使雌二醇（E2）水平明显升高，卵泡刺激素（FSH）、促黄体生成激素（LH）明显降低，对患者生殖-内分泌系统具有一定的调节作用。随访结果表明，针刺组的远期疗程优于药物组，可减少药物所带来的副作用及停药后的反跳现象。

2. 失眠（insomnia）

陈泽文[2]研究发现，四神针配合耳压法治疗失眠症具有明显疗效，总体有效率高于安定-谷维素组，可减少失眠症患者对地西泮类药物的依赖性。

3. 血管性痴呆（vaseular dementia）

赖新生[3]研究发现，四神针配合智三针对促进血管性痴呆患者智能、肢体功能康复有积极作用；其疗效优于尼莫地平对照组，患者随智能的改善和肢体功能的康复，日常生活能力逐渐恢复，生活质量亦随之提高。临床观察证实，智三针配合脑三针、四神针为主治疗血管性痴呆，疗效优于胞磷胆碱静滴组。

4. 广泛性焦虑症（generalized anxiety disorder）

刘海静[4]研究表明，以四神针、定神针为主穴治疗广泛性焦虑症，疗效结果表明，针刺组能有效降低患者 HAMD 评分、SDS 评分，全面改善患者的抑郁症状，且在治疗焦虑症的躯体化症状中，疗效优于药物组（氟西汀、阿普唑仑联用）。通过对药物副作用的观察还发现，针药组的副作用显著低于药物组，说明针刺在一定程度上可以拮抗西药的不良反应。

5. 儿童孤独症（children autism）

罗广锋[5]用三针疗法治疗 35 例儿童孤独症，以四神针、颞三针、智三针、舌三针、手智针、足智针为主穴，治疗 1 个疗程后，患者的孤独症儿童行为评定量表（ABC 量表）总体平均分下降 6 分，有较好疗效。

参考文献

[1] 郑盛惠，吴云天，廖金蓉等．“四神针”久留针治疗围绝经期抑郁症临床研究．辽宁中医杂志，2010，37 (4)：726-728.

[2] 陈泽文，陈兴华．四神针配合耳压治疗失眠 42 例．福建中医药，2002，33 (2)：19.

[3] 赖新生．针刺治疗老年性血管性痴呆的疗效观察．中国针灸，1997，17 (4)：201-202，196.

[4] 刘海静，罗文政，梅尚英等．针刺治疗广泛性焦虑症的疗效观察．广州中医药大学学报，2007，24 (2)：119-122.

[5] 罗广锋，卢志荣，刘刚．靳三针疗法治疗儿童孤独症 35 例．中国针灸，2006，26 (4)：236.

脑三针 [脑户、脑空（双）]

●【穴位简介】

1. 脑户

定位：在头部，后发际正中直上 2.5 寸，风府上 1.5 寸，当枕外隆凸的上缘凹陷中。

主治：
- 头面五官疾病：头晕、项强、失音
- 神志病：癫痫

刺灸法：向下沿皮平刺 0.8～1.2 寸。

释义：脑，大脑也；户，出入之门户。督脉上行至风府，由此处入属于脑，故名。本穴属督脉，且为督脉与足太阳膀胱经交会穴，为脑之经气出入之门户，故有调理脑神、镇静安神之功效。

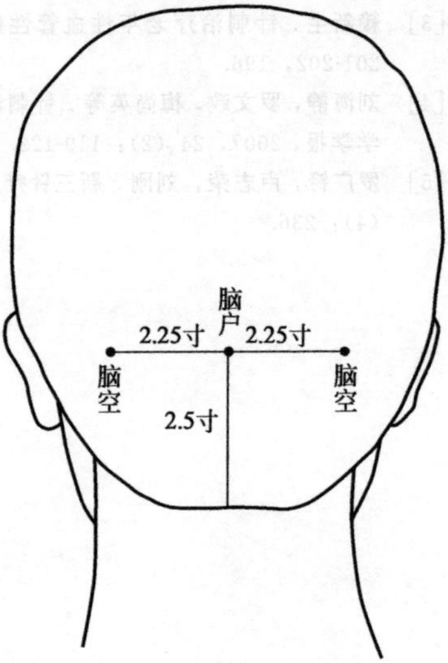

脑三针

2. 脑空

定位：在头部，当枕外隆凸的上缘外侧，头正中线旁开 2.25 寸，与脑户相平。

主治：
- 头面五官疾病：头痛、颈项强痛；目眩、目赤肿痛、鼻痛、耳聋
- 神志病：癫痫、惊悸

刺灸法：向下沿皮平刺 0.8～1.2 寸。

释义：脑，大脑；空，空虚。本穴之内正当脑干、延髓与小脑交界处，位居风池直上 1.5 寸处，为通脑之孔窍而得名。本穴属足少阳胆经，为胆经在脑之穴，有平肝息风、补益脑髓之功效。

【刺灸图】

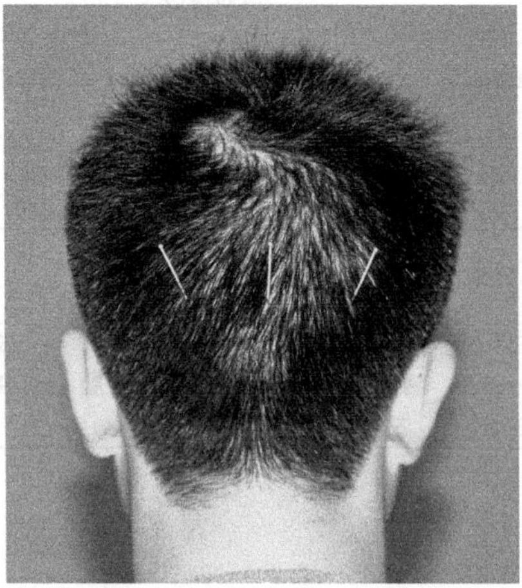

脑三针刺法

【组方与主治】

“脑三针”由脑户和双侧脑空组成，三穴均位于枕外隆凸上缘，且均以“脑”命名，为靳老根据腧穴的协同功能组穴配方。脑户，督脉、足太阳之会，脑之经气出入之门户，有补督通脑、镇静安神之功；脑空，胆经在脑之穴，可平肝息风、填髓益脑。将此功能相近的三穴组合，以提高其功能，增强疗效，从而更适合脑源性疾病（如小儿脑瘫）引起的共济失调、中风后假性延髓性麻痹等原因引起的失语、构音障碍等症的治疗。此外，“脑三针”和“晕痛针”配合常用于治疗椎-基底动脉供血不足导致后循环缺血所致的眩晕。

现代医学认为：“脑三针”位于人体头部的后方，相当于小脑的体表投影区，小脑通过与大脑、脑干和脊髓之间丰富的传入和传出联系，参与躯体平衡、肌张力的调节以及随意运动的协调；脑户和脑空下布有左右枕动、静脉分支及枕大神经分支，通过针刺该组穴位，能刺激枕骨下的枕叶神经元，影响枕叶的功能活动，故“脑三针”可用于调节肢体的运动功能及智力发育。

【速记总结】

脑三针{脑户——脑之经气出入之门户；脑空——胆经在脑之穴} 协同增效 → 脑疾要穴——脑疾：小儿脑瘫、中风后假性延髓性麻痹、颈源性眩晕等

【临证配伍】

适应证	小儿脑瘫	中风后假性延髓性麻痹	颈源性眩晕	自闭八项
常用配穴	脑三针、智三针、四神针、颞三针	脑三针、舌三针、百会、通里、三阴交	颈三针、晕痛针、脑三针	四神针、智三针、脑三针、颞三针、颞上三针、启闭针、手智针、足智针

【速记歌诀】

脑户脑空脑三针，协同增效调脑神；
后发际上两寸半，两穴相隔两寸许；
小儿脑瘫智力低，填髓益脑治脑疾。

【研究进展】

1. 中风后假性延髓性麻痹 (postapoplectic pseudobulbar paralysis)

陈兴华[1]以脑三针、舌三针为主穴治疗64例中风后假性延髓性麻痹患者，经治疗后，针刺组患者血浆人血栓素 B_2（TXB2）含量降低，血浆6-keto-$PGF_{1\alpha}$水平升高，均优于西药组（静滴脑活素，口服尼莫地平）；针刺组患者血浆内皮素（ET）、NO值降低程度优于西药组[2]，提示针刺能干扰血管内皮细胞所产生的内皮收缩因子、舒血管因子和前列环素等，抑制血小板聚集，促进血液循环；在与传统头针的疗效对比研究中[3]，靳三针组在临床症状积分和洼田饮水试验积分的改善程度上均优于传统头针组。

2. 小儿脑瘫 (infantile cerebral palsy)

袁海斌[4]以脑三针、四神针、智三针为主穴治疗86例小儿脑瘫，经治疗后，痉挛型、手足徐动型、共济失调型、混合型等脑瘫患儿的运动功能改善程度有效率达70%，脑瘫患儿在运动功能改善的同时还伴感觉功能和智力等各方面的改善。罗湘筠[5]对针刺后脑瘫患者的

脑血流变化进行分析发现，治疗后大脑中动脉（MCA）、大脑前动脉（ACA）的收缩期峰值流速（V_s）、平均流速（V_m）均有明显提高，动脉阻力指数（RI）则明显下降，提示靳三针刺激头部穴位可促进全脑血液循环，增加脑血流，改善脑血供，从而促进脑发育。

3. 儿童自闭症（childhood autism）

袁青[6]以"自闭八项"为主治疗40例自闭症患儿，治疗后，针刺组在感知觉、精细动作、粗动作、口语四个功能发展项目中疗效均高于行为干预组。靳三针疗法特色在于起效快、疗效显著、显效率高、病症改善幅度大。在治疗重度自闭症儿童的疗效对照观察中发现[7]，靳三针疗法在显效时间及病症改善上优于行为干预组，同时，在儿童自闭症评定量表（CARS）总分下降趋势上亦明显优于行为干预组。

参考文献

[1] 陈兴华，赖新生．针刺治疗中风性假性球麻痹的临床疗效及作用机理研究．广州中医药大学学报，2005，22（5）：369-371.

[2] 陈兴华，赖新生．针刺对中风性假性球麻痹患者血浆内皮素及一氧化氮的影响．针刺研究，2005，30（3）：171-174.

[3] 陈兴华，靳瑞．靳三针治疗中风性假性球麻痹64例疗效观察．新中医，2006，38（7）：65-66.

[4] 袁海斌，李理，成莲英等．"靳三针"治疗脑瘫患儿智力障碍86例临床分析．中医儿科杂志，2008，4（5）：44-47.

[5] 罗湘筠．针刺结合穴位注射治疗小儿脑瘫73例．中华现代临床医学杂志，2004，2（5B）：719-720.

[6] 袁青，柴铁劬，郎建英等．针刺治疗儿童自闭症40例疗效观察．广州中医药大学学报，2007，24（3）：208-210，214.

[7] 袁青，汪睿超，吴至凤等．靳三针治疗重度自闭症疗效对照观察．中国针灸，2009，（3）：177-180.

颞三针（颞Ⅰ针、颞Ⅱ针、颞Ⅲ针）

【穴位简介】

颞Ⅰ针、颞Ⅱ针、颞Ⅲ针

定位：颞Ⅰ针——在头部颞侧，耳尖直上2寸（小儿1.5寸）处。

颞Ⅱ针——颞Ⅰ针水平向前旁开1寸。

颞Ⅲ针——颞Ⅰ针水平向后旁开1寸。

主治：
- 近治作用——头痛、头晕、耳鸣、耳聋
- 特殊作用——中风偏瘫

刺灸法：

① 针尖与腧穴局部皮肤呈30°向下刺入，针刺深度为成人1～1.2寸，儿童0.8～1寸；该组穴位针感较强，痛感尤甚，可根据临床情况及患者耐受程度调整进针角度。

② 针至局部有麻胀感或放射至整个头部为度，用同样方法针第二、第三针，一般不灸。

③ 中风偏瘫患者取偏瘫对侧颞三针。

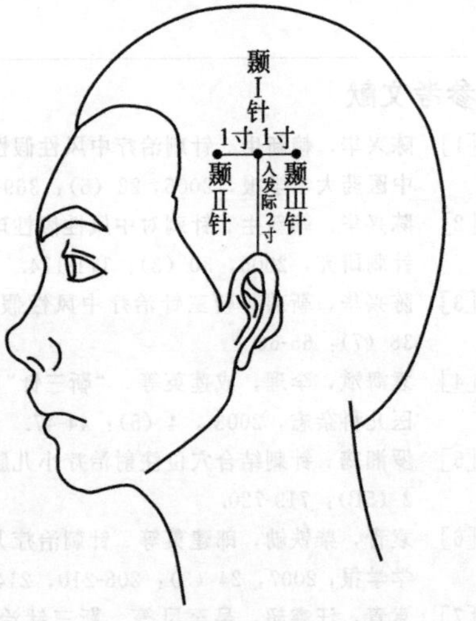

颞三针

释义：“颞Ⅰ针”位于头颞部、耳部上方，根据腧穴近治作用，可主治侧头部及耳部相关疾病，如头晕头痛、耳鸣耳聋等；颞Ⅰ针还通过率谷及角孙，前者为足太阳、少阳之会，后者为手、足少阳之会，故针刺“颞Ⅰ针”可疏通肝、胆、三焦、膀胱诸经之气，起到平肝息风、清泻肝胆之火，鼓舞少阳生发之气机的作用。

“颞Ⅱ针”、“颞Ⅲ针”均位于颞部——少阳经所在区域，扩大和加强了颞Ⅰ针的治疗作用。

【刺灸图】

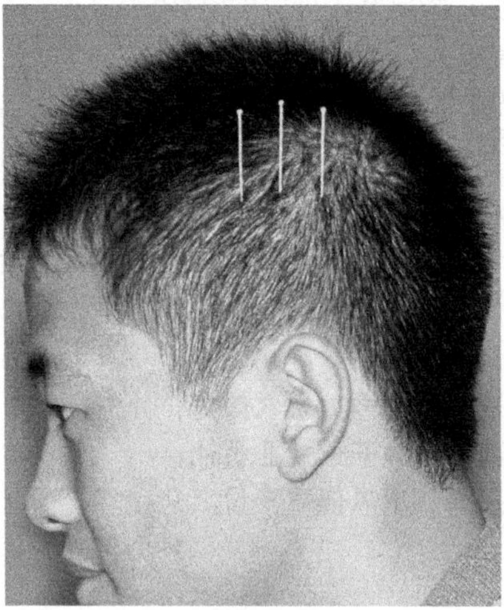

颞三针刺法

【组方与主治】

“颞三针”为靳老专为中风偏瘫而设，其组方原理为“靳三针”组方中使用最广泛的一类，即在病灶周围选穴配方。靳老根据中风偏瘫病位在脑的理论，取位于头部颞侧少阳经分布区域的“颞三针”，可平肝息风、清泻肝胆之火，鼓舞少阳生发之气机。按现代医学理论，头部颞侧的血管神经分布丰富，因而针刺“颞三针”有疏通局部经络气血、加强局部血流的作用，故“颞三针”不仅可用于一般的头痛、头晕，更是治疗中风后遗症较好的方法之一，对于中风后半身不遂、口角㖞斜、语言不利和各种智能障碍，均可选用“颞三针”治疗。

【速记总结】

局部取穴
力专效宏
↓
颞三针 { 颞Ⅰ针、颞Ⅱ针、颞Ⅲ针 } 颞侧三穴　偏瘫专设 { 局部病症——头痛、头晕、耳疾；中风偏瘫、小儿多动症等 }

【临证配伍】

适应证	中风偏瘫	语言不利	中风后抑郁	血管性痴呆	小儿脑瘫	自闭八项
常用配穴	颞三针（偏瘫对侧）、肩三针、手三针、足三针	颞三针、舌三针、金津玉液放血	颞三针、智三针、内关、百会、神门、三阴交	颞三针、四神针、脑三针	颞三针、脑三针、智三针、四神针	四神针、智三针、脑三针、颞三针、颞上三针、启闭针、手智针、足智针

【速记歌诀】

侧头颞部颞三针，力专效宏穴简捷；
颞Ⅰ耳尖上两寸，旁开一寸ⅡⅢ针；
平肝息风主头痛，中风偏瘫专设之。

【研究进展】

1. 偏头痛（migraine）

马淑兰研究发现[1]，以颞三针为主治疗偏头痛，治疗8周后，患者的疼痛程度、持续时间、发作频度得到有效缓解，疗效优于尼莫地平组。郑盛惠采用捣法，观察疗效时发现[2]，治疗后患者血浆ET明显下降，NO明显上升，说明针刺能较好地调节ET、NO水平，维持脑血管正常的舒缩功能，纠正偏头痛患者存在的脑血管痉挛，调节脑血管功能，从而缓解偏头痛。

2. 中风（stroke）

迪亚拉[3]以颞三针为主治疗中风急性期患者，经治疗后，患者在神智、语言功能上有较好恢复，并能迅速提高患者肌力；黄胜洋[4]以颞三针为主治疗30例中风患者，疗程结束后，在运动功能评分、疗效分析和生活活动能力改善方面，颞三针组优于国际标准头针组，总体有效率达93.33%；周强英在观察独取颞三针治疗26例中风后遗症患者的疗效分析中[5]，颞三针组疗效优于单纯体针组，总体有效率达92.31%。

3. 中风后抑郁（post-stroke depression，PSD）

彭慧渊[6]以电针颞三针配合口服氟西汀治疗30例中风后抑郁患

者，4周为1个疗程，经治疗后，颞三针组患者的HRSD、SDS评分降低程度明显优于单纯药物组（口服氟西汀），且治疗前后统计学差异性的出现早于单纯药物组1周。治疗4周患者的功能独立性评价量表（FIM）评分有较大的提高，颞三针组比单纯药物组提高更显著，提示颞三针在减轻PSD患者的抑郁程度、提高患者的日常生活活动能力方面效果显著，起效较快。

参考文献

[1] 冯淑兰，何新芳．颞三针治疗无先兆型偏头痛临床疗效观察．针灸临床杂志，2003，19（7）：23-24.

[2] 郑盛惠，焦建凯，蔡智刚等．“颞三针”捣法针刺治疗偏头痛临床观察．中国中医急症 2010，19（1）：13-14.

[3] 迪亚拉，靳瑞．“颞三针”治疗中风急性期的研究．针灸临床杂志，1995，11（8）：25-27.

[4] 黄胜洋．针刺颞三针为主治疗缺血性中风偏瘫的临床研究．广州中医药大学，2010：Ⅰ-Ⅲ.

[5] 周强英，吴恺平．独取颞三针治疗中风后遗症26例．福建中医药，1994，25（4）：29.

[6] 彭慧渊等．电针颞三针为主治疗脑卒中后抑郁症临床研究．新中医，2009，41（10）：89-90.

颞上三针（颞上Ⅰ针、颞上Ⅱ针、颞上Ⅲ针）

【穴位简介】

颞上Ⅰ针、颞上Ⅱ针、颞上Ⅲ针

定位：颞上Ⅰ针——左侧头部颞侧，耳尖直上3寸（小儿2.5寸）处。

颞上Ⅱ针——颞上Ⅰ针水平向前旁开1寸。

颞上Ⅲ针——颞上Ⅰ针水平向后旁开1寸。

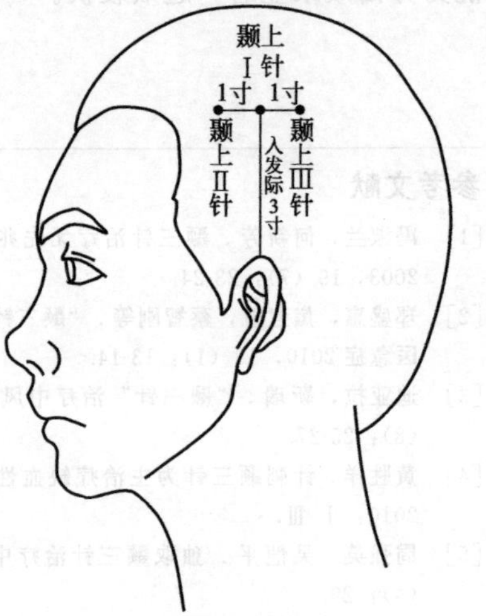

颞上三针

主治：自闭症。

刺灸法：

① 针尖与腧穴局部皮肤呈30°向下刺入，针刺深度为成人0.8～1寸，儿童0.5～0.8寸；该组穴位针感较强，痛感尤甚，可根据临床情况及患者耐受程度调整进针角度。

② 针至局部有麻胀感或放射至整个头部为度，用同样方法针第二、第三针，一般不灸。

③ 本组穴位一般只取左侧。

释义：“颞上Ⅰ针”位于头侧部、耳部上方，正当“颞三针”上1寸处。本组穴刚好在手、足少阳经交会区域，可以升发阳气，鼓舞气血运行，改善局部的大脑供血及代谢，同时促进语言功能的提高。

“颞上Ⅱ针”、“颞上Ⅲ针”均位于颞部——少阳经所在区域，扩大和加强了颞上Ⅰ针的治疗作用。

【刺灸图】

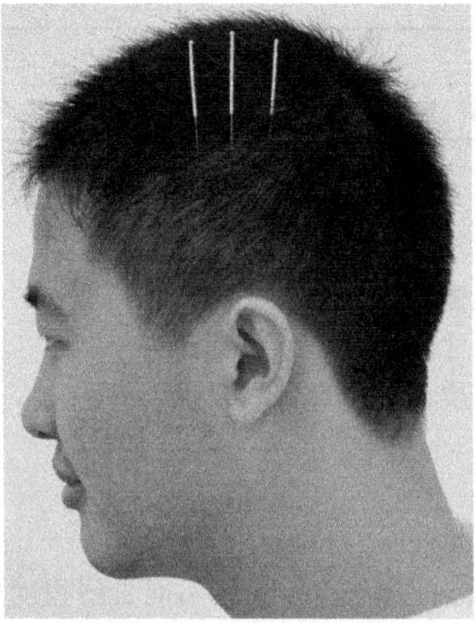

颞上三针刺法

【组方与主治】

“颞上三针”为靳老专为自闭症儿童所设，是靳老根据病灶周围选穴配方。早有大量研究结果显示：左侧大脑半球对语言功能的恢复与重建具有重要作用。近年来研究结果[1]亦揭示，语言功能的有效复苏依赖于被维护的左颞叶皮质。自闭症患儿表现的语言交流障碍、语言发育落后等语言特征与左侧半球脑血流灌注明显减低、支配语言功能的左侧皮质区功能障碍关系密切。基于大量相关研究结果，靳老结合多年来治疗自闭症的临床经验，制订出“颞上三针”，与“颞三针”等配合应用，旨在改善局部区域的大脑供血及代谢，从而促进自闭症患儿语言功能的提高。本组穴位通常选取左侧颞部的穴位，主治小儿自闭症。

【速记总结】

力专效宏
取穴简捷
↓
颞上三针 { 颞上Ⅰ针、颞上Ⅱ针、颞上Ⅲ针 } 颞侧三穴 自闭专设 ——儿童自闭症

【临证配伍】

适应证	自闭八项
常用配穴	四神针、智三针、脑三针、颞三针、颞上三针、启闭针、手智针、足智针

【速记歌诀】

颞上三针取左侧，力专效宏穴简捷；
Ⅰ针耳尖上三寸，旁开一寸Ⅱ Ⅲ针；
局部刺激脑皮质，专为自闭患儿设。

【研究进展】

儿童自闭症（children autism）

袁青等[2]以靳三针疗法对118例不同自闭程度患儿进行治疗，主穴选取四神针、定神针、颞三针、颞上三针、脑三针、智三针、手智针、足智针和舌三针，每周6次，2个月为1个疗程，治疗4个月后，重度自闭患者组疗效优于行为干预组，患者的儿童自闭症评定量表(CARS)评分较治疗前及行为干预组治疗后显著降低。

参考文献

[1] Heiss WD, Kessler J, Thiel A, et al. Differential capacity of left and right hemispheric areas for compensation of poststroke aphasia. Ann Neurol, 1999, 45: 430-438.

[2] 袁青，吴至凤，汪睿超等，针刺对不同病情程度儿童自闭症疗效分析，针刺研究，2009，34（3）：183-187.

启闭针（隐白、水沟、听宫）

【穴位简介】

1. 隐白

定位：在足大趾末节内侧，距趾甲角 0.1 寸。

主治：
- 近治作用——脚气、足肿
- 远治作用：
  - 腹胀、泄泻
  - 神志病：癫狂
- 特殊作用——血证：月经过多、崩漏、尿血、便血

刺灸法：浅刺 0.1 寸。

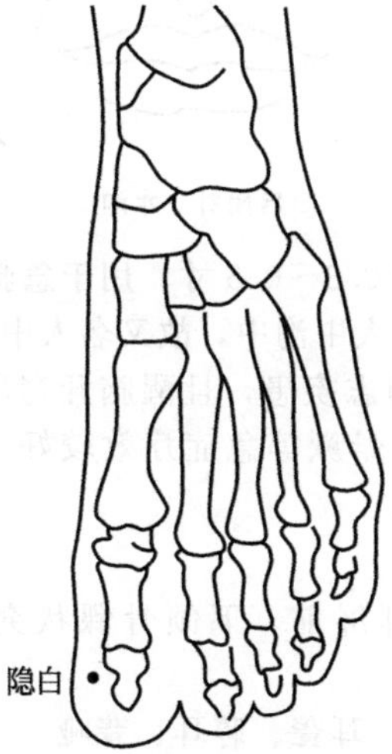

启闭针　隐白

释义：隐，隐藏；白，白色，这里指赤白肉际部位。本穴位于大趾末节内侧，好像隐藏于赤白肉际中，故名。本穴属足太阴脾经之井穴，井穴位于四肢末端，可以接续阴阳之气，故可治阴阳气血逆乱而引起的癫狂痫等神志病；井穴为经气发源之地，以艾灸之则可温经通

络、补中益气，使脾的统血职能得以恢复，从而达到固崩止漏之功效。

2. 水沟（人中）

定位：面部，当人中沟的上 1/3 与中 1/3 交点处。

主治：
- 近治作用——口歪
- 远治作用——腰脊强痛
- 特殊作用——急救要穴：昏迷、晕厥、虚脱、中风

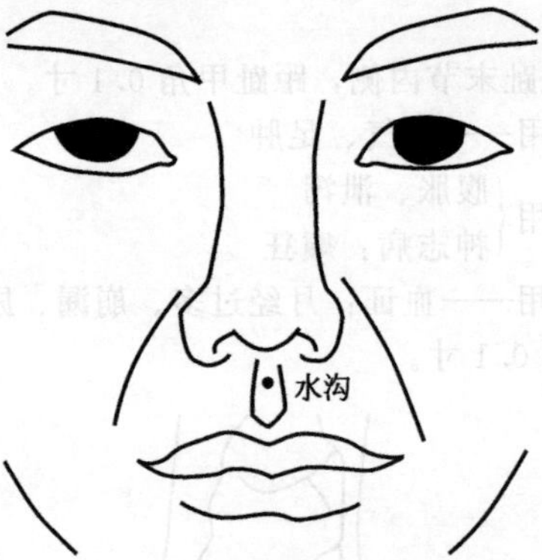

启闭针　水沟

刺灸法：向上斜刺 0.3～0.5 寸，用于急救时可用指甲掐按。

释义：因本穴位于人中沟中，故又名人中。本穴属督脉，督脉联络于脑，故本穴善治神志疾患，且醒脑开窍醒神之力宏，为急救要穴，对于昏迷、虚脱、晕厥等急症疗效较好，可使用针刺法或以指代针。

3. 听宫

定位：在面部，耳屏前，下颌骨髁状突的后方，张口时呈凹陷处。

主治：
- 耳疾：耳鸣、耳聋、聤耳、聋哑
- 神志病：小儿惊风、癫痫

刺灸法：直刺 0.5～1 寸，张口取穴。

释义：听，听力，这里指耳的功能；宫，王者所居之处。本穴意为管理听力的高贵之处，故名。本穴位于耳部前方，为手太阳小肠经与手、足少阳经之交会穴，为治疗耳疾之要穴。举凡耳鸣、耳聋、聤耳等耳疾，均可选用。

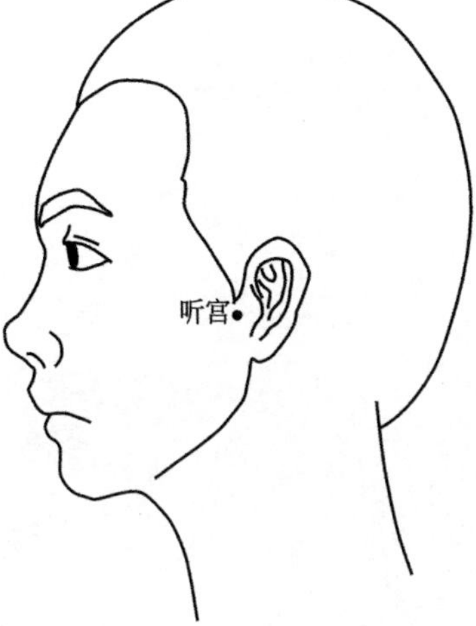

启闭针　听宫

● 【刺灸图】

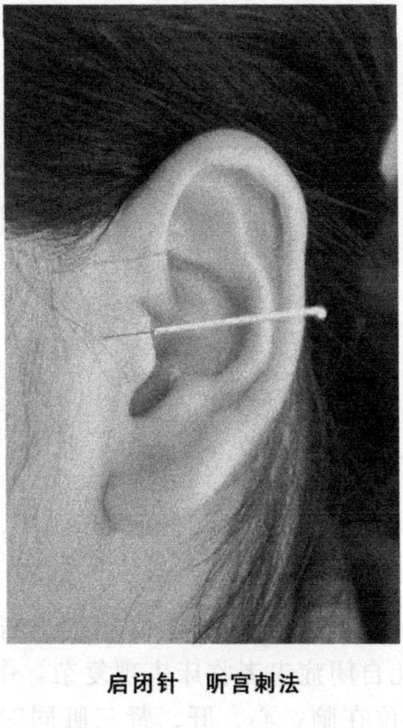

启闭针　听宫刺法

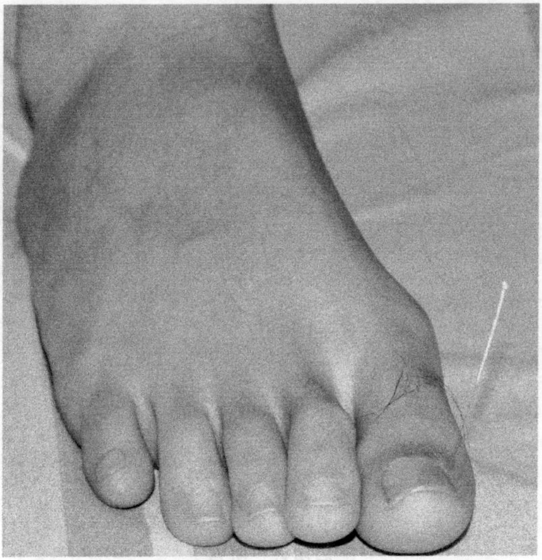

启闭针　隐白刺法

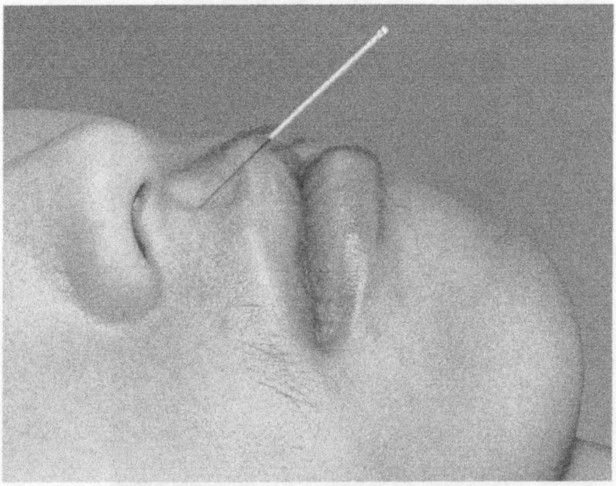

启闭针　水沟刺法

【组方与主治】

“启闭针”由隐白、水沟、听宫三穴组成。靳老根据腧穴的协同功能组穴配方。小儿自闭症患者临床表现复杂，中医认为，其证候往往“虚实夹杂”，病位在脑，心、肝、肾三脏同时受累，病程中相互影响。靳老在长期的临床实践中，对小儿自闭症总结出一套行之有效的针灸治疗方法。其中，“启闭针”中隐白、水沟属孙思邈的“十三鬼穴”，十三鬼穴为古代治疗精神异常的十三个经验穴。水沟（人中），属督脉之穴，督脉循行背部正中，与诸条阳经交汇，称为阳脉之海，且上行于脑，贯心络肾；隐白，为脾经的井穴，脾经气所发之处，其穴气通肝木，可运脾化痰；听宫，手、足少阳与手太阳之会，有安神活络、聪耳开窍之效。

根据多年临床经验，靳老将“靳三针”中的“四神针”、“智三针”、“脑三针”、“颞三针”、“颞上三针”、“手智针”、“足智针”、“启闭针”八组穴位合称“自闭八项”，主治小儿自闭症。

【速记总结】

启闭针：
- 隐白——运脾化痰
- 人中——醒脑开窍
- 听宫——聪耳活络

（协同增效↓）调心肝肾、醒神启闭——小儿自闭症

【临证配伍】

适应证	自闭八项	抑郁症
常用配穴	四神针、智三针、脑三针、颞三针、颞上三针、启闭针、手智针、足智针	启闭针、郁三针

【速记歌诀】

隐白水沟与听宫，协同增效启闭针；
隐白足大趾甲旁，水沟听宫头面寻；
醒脑开窍通阴阳，小儿自闭症宜取。

【研究进展】

儿童自闭症（children autism）

马瑞玲等[1]以“靳三针”疗法（颞三针、智三针、手智针、足智针、启闭针、舌三针等）为主，辅以行为干预疗法，以自闭症行为评定量表和发展评定量表为效应指标，比较3组（综合组29例、针刺组15例、干预组10例）治疗4个月前后各量表的分值及诸因子的改

变。结果显示，综合组行为评定量表的总分治疗前后比较差异有显著性，该量表的躯体运动因子、交往因子及语言因子治疗前后比较差异有显著性，但对感觉因子和生活自理因子的改变比较差异无显著性，说明本疗法对其主要症状的影响明显；综合组儿童自闭症发展评定量表的多数项目治疗前后有明显的好转，说明其对自闭症儿童的影响是全面的。

罗广锋等[2]以“靳三针”疗法（四神针、颞三针、智三针、手智针、足智针、启闭针等）治疗自闭症，疗效评价采用孤独症儿童行为检查量表，总有效率达82.9%。

参考文献

[1] 马瑞玲，袁青，靳瑞．针刺配合行为干预疗法对儿童自闭症行为的影响．中国中西医结合杂志，2006，26（5）：419-422.

[2] 罗广锋，卢志荣，刘刚．靳三针疗法治疗儿童孤独症35例．中国针灸，2006，24（6）：236.

老呆针（百会、水沟、涌泉）

【穴位简介】

1. 百会

定位：头部，当前发际正中直上 5 寸，或两耳尖连线的中点处。

主治：
- 近治作用
  - 头面疾病：头痛、眩晕
  - 神志病：癫狂痫、失眠、健忘、痴呆、昏厥
- 特殊作用——下陷病症：脱肛、阴挺、胃下垂

刺灸法：平刺 0.5～0.8 寸，常用灸法。

释义：《针灸大成》云百会："犹天之极星居北"，意即此穴位于人体最高处，为人体一身之宗，百神之会，故称为百会。本穴属督脉，为手少阳、足少阳、足太阳经与督脉、足厥阴经之会，故又名三阳五会。根据其近治作用，本穴善于定眩安神而治疗头痛、眩晕等头面部疾患及失眠、癫狂痫、昏厥等神志疾患。本穴位于人体最上方，善于升阳举陷而治疗下陷病症，常用灸法。

2. 水沟（人中）

定位：面部，当人中沟的上 1/3 与中 1/3 交点处。

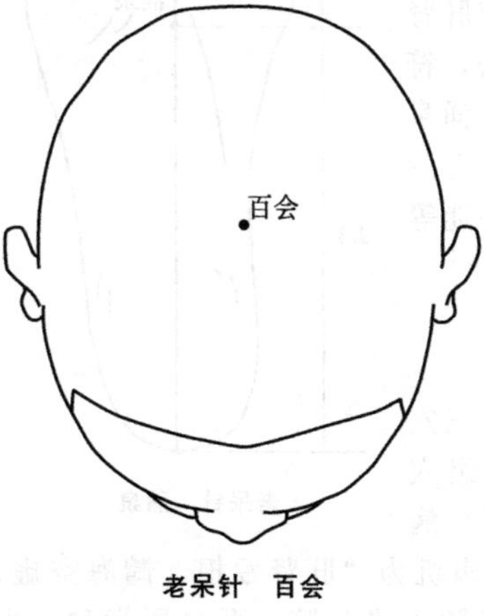

老呆针　百会

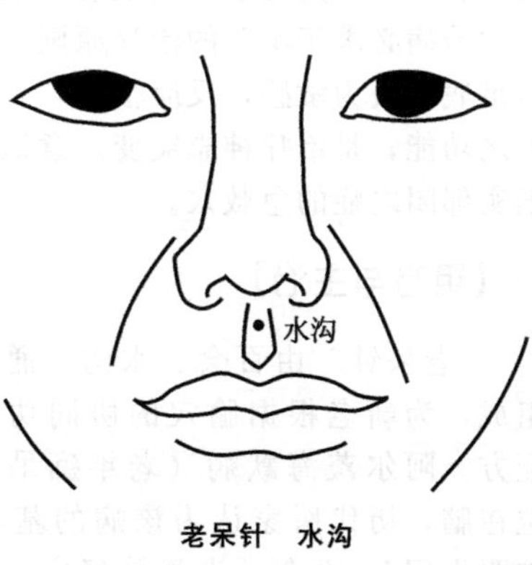

老呆针　水沟

主治：
- 近治作用——口歪
- 远治作用——腰脊强痛
- 特殊作用——急救要穴：昏迷、晕厥、虚脱、中风

刺灸法：向上斜刺 0.3～0.5 寸，用于急救时可用指甲掐按。

释义：本穴位于人中沟中，故又名人中。本穴属督脉，督脉联络于脑，故本穴善治神志疾患，且醒脑开窍醒神之力宏，为急救要穴，对于昏迷、虚脱、晕厥等急症疗效较好，可使用针刺法或以指代针。

3. 涌泉

定位：于足底（去趾）前 1/3 处，足趾跖屈时呈凹陷处。

主治：
- 近治作用——下肢痿痹、足心热
- 远治作用
  - 肝肾阴虚诸症——头痛、头晕、失眠、五心烦热
  - 肺系病症——咽喉肿痛、咳嗽
  - 前阴病——二便失司
- 特殊作用——急救要穴：中暑、昏迷、晕厥

刺灸法：直刺 0.5～0.8 寸，或向太冲方向斜刺 1～1.2 寸。

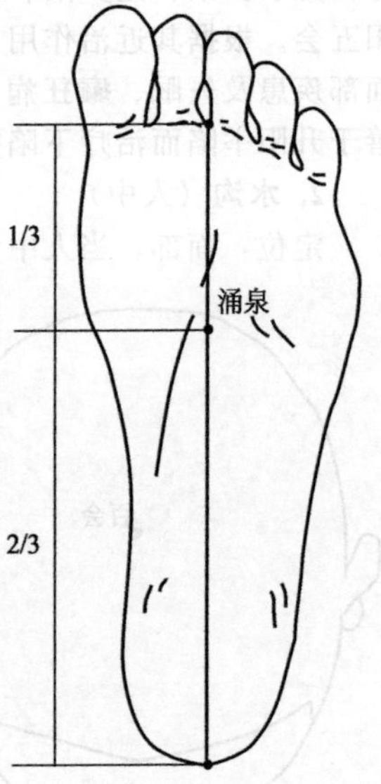

老呆针　涌泉

释义：《黄帝内经》云："肾出于涌泉，涌泉者足心也"，意思是说肾经之气来源于足下，涌出灌溉周身各处。穴如人体泉水上涌之处，故名。涌泉为肾水之源头，善于滋肾阴、涵肝木，从而治疗肝肾阴虚、肝阳上亢诸症，属上病下取法，符合"治病必求于本"的治疗原则。且涌泉居足底，极为敏感，反应很强，有开窍醒神之功能，是治疗神志突变、意识昏迷等阳实郁闭之症的急救穴。

【组方与主治】

"老呆针"由百会、水沟、涌泉三穴组成，为靳老根据腧穴的协同功能组穴配方。阿尔茨海默病（老年痴呆症）病位在脑，历代医家认为该病的基本病机为"肝肾亏损、髓海空虚、神明失用"。百会，为督脉经穴，督脉入络与脑，百会居巅顶，为

补益脑髓、定眩安神之要穴；水沟，同为督脉经穴，位于面部人中沟中，为交通阴阳、醒脑开窍之要穴；涌泉，为足少阴肾经之井穴，肾气生发之处，肾主骨、生髓，上通于脑，故刺之可补肾生髓、醒神开窍、填精补髓。老年痴呆症为临证顽固之症，疗程较长，疗效欠佳，故三穴合用，协同增效，针对此疑难杂症，共奏醒脑开窍、补益脑髓之功，方可奏效。本组组穴主治老年痴呆症、健忘、智力减退等病症。

●【刺灸图】

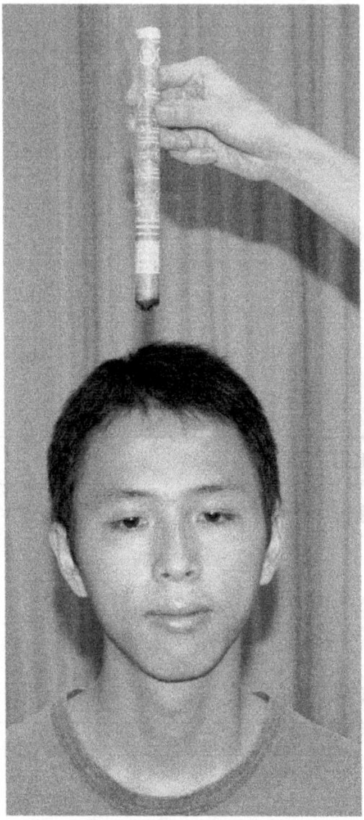

老呆针　百会灸法

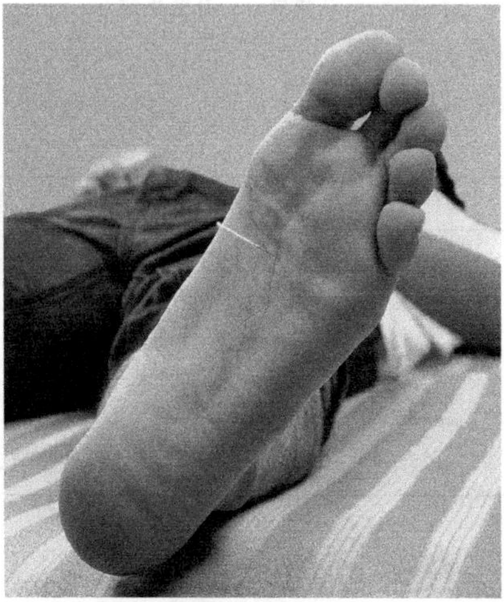

老呆针　涌泉刺法

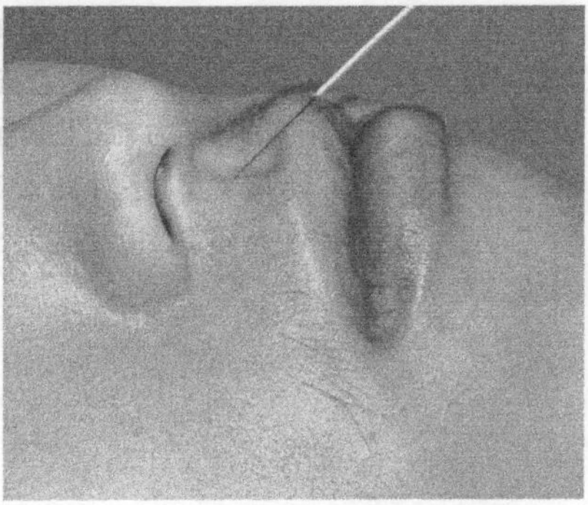

老呆针　水沟刺法

【速记总结】

协同增效

老呆针 { 百会——补益脑髓；水沟——醒脑开窍；涌泉——补肾生髓 } 补脑生髓醒神，专攻老年痴呆 ——老年痴呆症、健忘、智力减退

【临证配伍】

适应证	老年痴呆症
常用配穴	主穴：老呆针、颞三针、四神针、脑三针、智三针、神门 心气不足：配内关 肾精亏虚：配肾俞、太溪 痰浊中阻：配丰隆、中脘 语言障碍：配舌三针 高血压、中风后遗症：配曲池、太冲

【速记歌诀】

百会水沟与涌泉，协同增效老呆针；
百会水沟督脉取，涌泉足底循肾经；
补益脑髓兼醒神，专攻老年痴呆症。

【研究进展】

1. 老年痴呆症（senile dementia）

对老年痴呆症患者健忘的治疗[1]，靳瑞教授常以"老呆针"为主，加用肾俞、心俞、脾俞、百会、印堂、足三里、神门，针用补法或平补平泻法，针后可加灸。

伍敏新[2]对近十年来针灸治疗老年痴呆的文献进行分析，发现在针灸治疗（老年痴呆症）的临床对照研究中，穴位主要集中在督脉上，其中百会、水沟均为常用腧穴。

2. 血管性痴呆（vascular dementia，VD）

黄泳等[3]比较百会、水沟、神门治疗血管性痴呆（VD）的相对特异性，研究发现，百会长于帮助患者理解、计算、适应社会；水沟则偏重于针对患者喜睡嗜卧、反应迟钝、神思恍惚、记忆等症状的改善；证实百会、水沟、神门在改善VD患者临床症状和智力水平方面各有其相对特异性。

参考文献

[1] 袁青．靳瑞针灸传真．北京：人民卫生出版社，2006：167.

[2] 伍敏新．针灸治疗痴呆症的文献研究．广州：南方医科大学，2011：Ⅱ-Ⅲ.

[3] 黄泳，Win Moe Htut，陈静等．针刺百会人中神门治疗血管性痴呆的临床比较研究，云南中医中药杂志，2005，26（1）：41-43.

定神针（定神Ⅰ针，定神Ⅱ针，定神Ⅲ针）

【穴位简介】

定神Ⅰ针、定神Ⅱ针、定神Ⅲ针

定位：定神Ⅰ针——印堂（两眉头正中）上0.5寸。

定神Ⅱ针——左阳白（目正视，瞳孔直上，眉上1寸）上0.5寸。

定神Ⅲ针——右阳白上0.5寸。

主治 近治作用——头面五官疾病：前额头痛、眩晕、斜视等目疾
　　 特殊作用——神志病：自闭症、精神发育迟滞、多动症、失眠等

刺灸法：向下平刺0.5～0.8寸，定神Ⅰ针使针感到达鼻根；定神Ⅱ针、Ⅲ针使针感到达眼部。

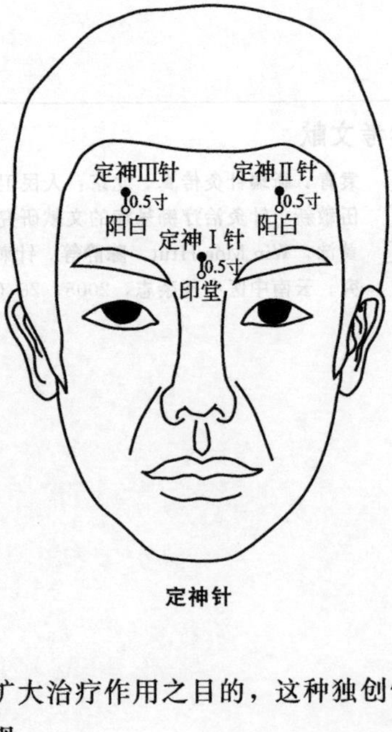

定神针

释义：定神Ⅰ针在印堂上方，位于督脉循行路线上，督脉入络于脑，故靳老认为此穴具有调神定志之效。

定神Ⅱ针、Ⅲ针分别在左、右阳白上方，位于胆经循行路线上，具有清泻肝胆、平肝息风之功；靳老之所以将三穴定位于印堂、阳白稍上方，是结合临床上针刺操作时印堂、阳白针刺深度过浅，容易伤及附近重要组织器官，故"定神针"三穴分别向印堂、阳白透刺，可起到加强针感，扩大治疗作用之目的，这种独创性的取穴方法在"四神针"中也有体现。

【刺灸图】

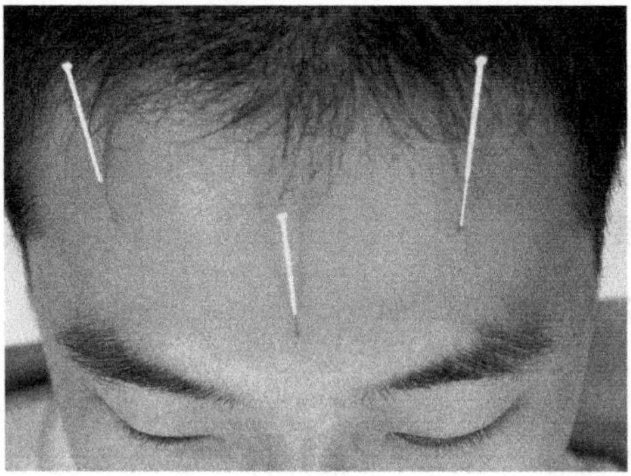

定神针刺法

【组方与主治】

“定神针”与“颞三针”、“眼三针”等组方选穴原理相似，均为在病灶局部选穴配方，三穴均位于前额部、眼部上方，可用于治疗眼疾，靳老依据其近治作用，将其应用于自闭症、精神发育迟滞、多动症患儿出现的两目无神、眼神涣散、斜视等症。定神Ⅰ针位于督脉循行路线上，定神Ⅱ针、Ⅲ针位于胆经循行路线上，可醒脑调神、平肝息风，故对于自闭、多动、儿童临床出现的神志不宁、注意力不集中等主要症状，又具有调神治本之功，故本组穴位亦可治疗失眠症。

【速记总结】

力专效宏
取穴简捷
↓
定神针｛定神Ⅰ针、定神Ⅱ针、定神Ⅲ针｝ 局部选穴、定神专设 ｛目疾——眼球震颤、视力下降、斜视等；神志病——精神发育迟滞、多动、自闭等

【临证配伍】

适应证	小儿多动症	前额痛	焦虑症	精神发育迟滞
常用配穴	定神针、四神针、智三针、手智针、足智针	定神针、四神针	四神针、定神针、内关、神门	智三针、定神针、脑三针、颞三针

【速记歌诀】

额前三穴定神针，局部取穴功效宏；
印堂阳白上五分，安神定志疗眼疾；
多动自闭神不宁，定神专穴用之灵。

【研究进展】

1. 儿童多动症（childhood hyperkinetic syndrome）

刘建德[1]以定神针、四神针为主治疗儿童多动症，每周 2 次，3 个月为 1 个疗程。研究表明，针刺组在中医症候各项得分上均优于口服哌甲酯（利他林）组。对《精神障碍诊断和统计手册第四版》(DSM-Ⅳ) 中注意力缺陷多动障碍（儿童多动综合征，ADHD）18 项症状改善程度进行比较，针刺组在多动指数、注意分散情况消失率等指标改善情况均优于口服利他林组。罗秋燕[2]以四神针、定神针、手智针为主穴治疗儿童注意缺陷多动障碍，研究发现，靳三针组在品行问题、学习问题、心身障碍、冲动-多动及焦虑 5 个方面有所改善，且小年龄组（6～8 岁）疗效最好，提示注意缺陷多动障碍儿童应尽早进行针刺治疗，以免错失最佳治疗时机。

2. 焦虑症（anxiety）

刘海静[3]以定神针、四神针、内关、神门、三阴交治疗广泛性焦虑症，6 周后观察疗效发现，针刺组在精神性焦虑因子和躯体性焦虑因子计分降低程度上均优于药物组（氟西汀或帕罗西汀与阿普唑仑单用或合用），此外，针刺组的疗效指数、不同时点治疗中出现的不良反应症状量表（TESS）总分亦优于药物组。

参考文献

[1] 刘建德．靳三针为主治疗儿童多动症临床研究．广州：广州中医药大学，2009：22-37.

[2] 罗秋燕．靳三针治疗注意缺陷多动障碍临床与实验研究．广州：广州中医药大学，2009：Ⅰ-Ⅱ.

[3] 刘海静，罗文政，梅尚英等．针刺治疗广泛性焦虑症的疗效观察．广州中医药大学学报，2007，24（2）：119-122.

痫三针（内关、申脉、照海）

【穴位简介】

1. 内关

定位：前臂掌侧，腕横纹上 2 寸，在桡侧腕屈肌腱与掌长肌腱之间。

主治：
- 近治作用——上肢痹痛
- 远治作用：
  - 心悸、胸闷、心律失常等心脏疾病
  - 失眠、郁证、癫狂痫等神志病症
- 特殊作用——胃痛、呃逆、呕吐等胃病

刺灸法：直刺 0.5～1 寸，可透刺外关，行针以有向指端放射的触电感为宜。

释义：内，前臂之内侧；关，关隘；本穴居前臂内侧之冲要，可以通胸膈关塞诸病。本穴属手厥阴心包经，心主神明，心包为心之外卫，代心受邪，故本穴不仅可以治疗上肢痿痹等局部疾患，还为宁心安神之要穴，善于治疗癫狂痫等神志疾患。另内关为八脉交会穴，通于阴维脉，《难经》云："阴维为病苦心痛"，即阴维脉主心胸胃诸疾，故内关具有化痰通络之功，善于治疗心胸胃疾患。

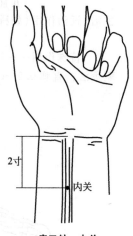

痫三针　内关

2. 申脉

定位：外踝直下方凹陷中。

主治：
- 近治作用——外踝肿痛
- 远治作用——腰腿酸痛、头痛、眩晕
- 特殊作用——神志病：癫痫、失眠

刺灸法：直刺 0.5～0.8 寸；或朝足底方向斜刺 0.5～1 寸。

释义：申，伸也，伸展；本穴为八脉交会穴，通于阳跷脉，跷脉

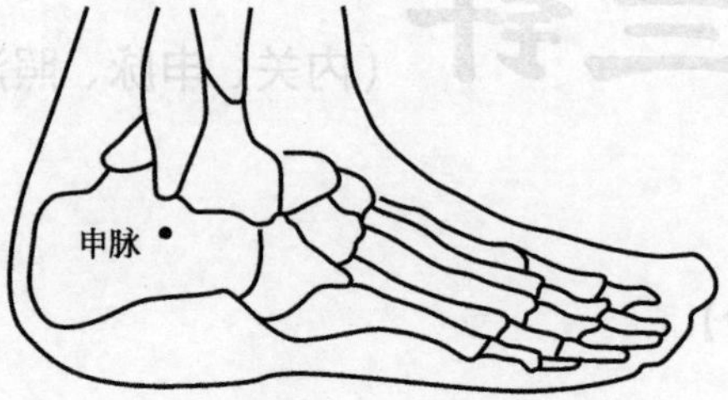

痫三针　申脉

司眼睑开合，主矫健、敏捷，故本穴具有镇静安神、舒筋通络的作用，能治屈伸不能、筋脉拘挛之病症。

3. 照海

定位：内踝直下方凹陷中。

主治：
- 近治作用——内踝肿痛
- 远治作用
  - 五官热性病：咽喉肿痛、目赤肿痛
  - 妇科前阴病：月经不调、带下、阴挺；小便频数、癃闭
- 特殊作用——神志病：癫痫、失眠

刺灸法：直刺0.5～0.8寸；或朝足底方向斜刺0.5～1寸。

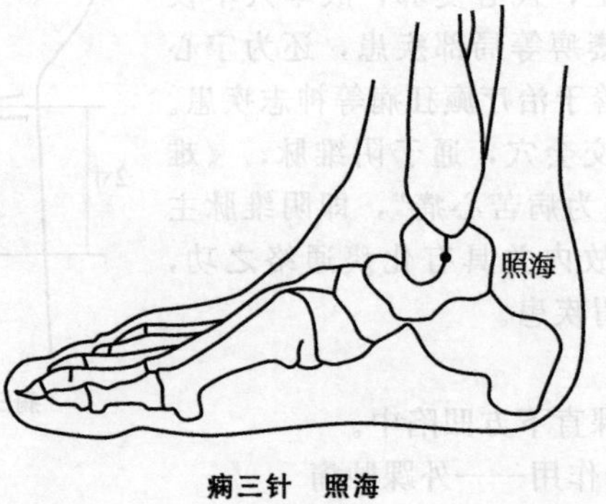

痫三针　照海

释义：照，照射；海，广大深远。穴在内踝高点之下，以海命名，言肾之元阳渊深如海，能光照周身，故名。本穴属足少阴肾经，为八脉交会穴，通于阴跷脉，有调阴宁神、舒筋通络的作用。

【刺灸图】

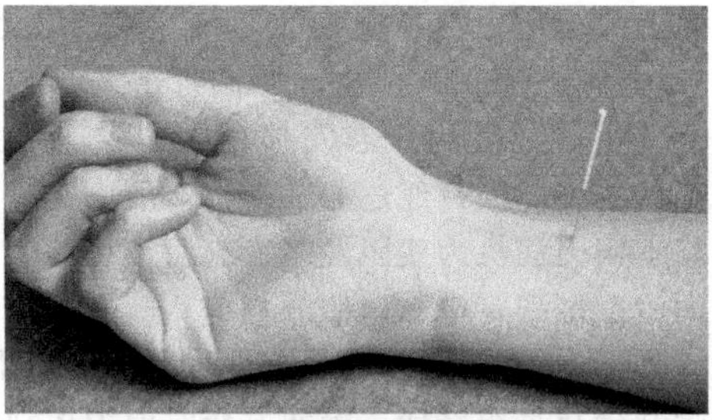

痫三针　内关刺法

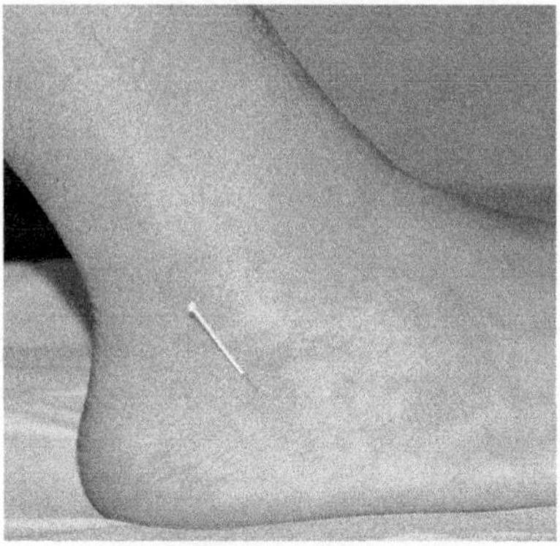

痫三针　申脉刺法

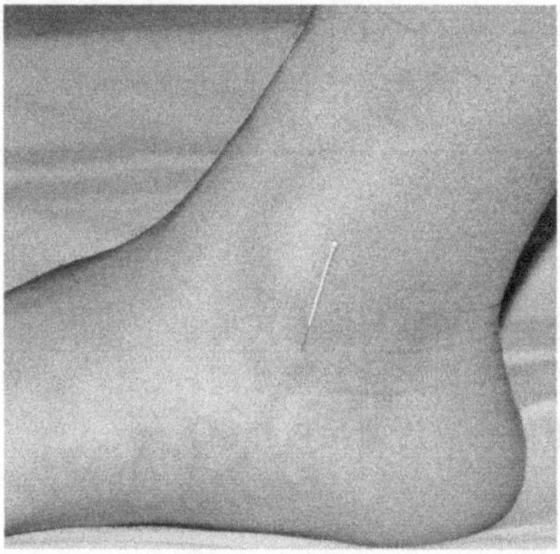

痫三针　照海刺法

●【组方与主治】

申脉、照海二穴为古人治疗癫痫的要穴，靳老将之与内关相配，成为“痫三针”。其组方原理为根据经脉循行选穴组方。内关属心包经穴，心包代心受邪，内关为宁心安神之要穴，且内关为八脉交会穴，通于阴维脉，阴维脉循行经过心胸胃部，故内关尚具有化痰通络之功，癫痫的基本病因病机为痰阻经络、神明被扰，故内关可化痰通络、宁心安神而治疗癫痫；申脉、照海均为八脉交会穴，分别通于阳跷脉、阴跷脉，两脉分别循行经过足外侧、足内侧，目外眦与目内眦，故善司眼睑开合与足跟跷捷，癫痫发作时即为运动失其矫健，故古有癫痫“日发申脉，夜发照海”之说，针申脉、照海可以起到调节运动的作用。痫三针临床可用于治疗癫痫，无论日发和夜发均可采用；还可用于治疗足内翻、足外翻。

●【速记总结】

经脉循行
选穴组方
↓
痫三针：
- 内关——宁心安神
- 申脉、照海——调节运动

上下相迎
癫痫专设

- 局部病症——足内翻、足外翻
- 神志病——癫痫

●【临证配伍】

适应证	癫痫	足内翻	足外翻
常用配穴	痫三针、四神针、脑三针，颞三针、舞蹈震颤区	痫三针、纠内翻穴（足三里外两横指与悬钟上两横指相交处）	痫三针，纠外翻穴（三阴交下 0.5 寸）

●【速记歌诀】

癫痫专设痫三针，申脉照海与内关；
照海申脉内外踝，内关腕后两寸间；
善调运动主癫痫，兼治两足内外翻。

●【研究进展】

儿童癫痫（childhood epilepsy）

邝忠荣[1]以痫三针、颞三针为主穴治疗儿童癫痫病，4个月为1个疗程，第一个月每天针1次，第二个月隔天针1次，第三个月1周针2次，对25例患者从接受针灸后第二个月开始进行观察，其中有8例一年以上无发作，10例较治疗前发作频率降低50%，总体有效率达72%。

参考文献

[1] 邝忠荣，梁世贤．靳三针疗法治疗儿童痫证的临床观察，新中医，1996，28(9)：35.

晕痛针（四神针、印堂、太阳）

【穴位简介】

1. 四神针（详见“四神针”）

定位：头部，百会前后左右各旁开 1.5 寸。

主治{头面五官疾病：巅顶头痛、眩晕
神志病：癫狂痫、失眠、健忘、智力低下

刺灸法：向四周平刺 0.8～1 寸。

释义：四神聪位于百会前后左右各 1 寸，而据靳瑞教授的经验，以百会前后左右各 1.5 寸定位为“四神针”，正当督脉的前顶、后顶和足太阳膀胱经的左、右络却之处，较之四神聪，其在脑的投影区域更宽阔，临床证明可扩大对脑部的作用，增强疗效。四神针具有宁心安神、调神益智等作用，主治头面五官疾病、神志病。

2. 印堂

定位：在额部，两眉头中间。

主治{头痛、眩晕、失眠
鼻塞、慢性鼻炎

刺灸法：向下沿皮平刺达鼻根，以有酸胀感为度。

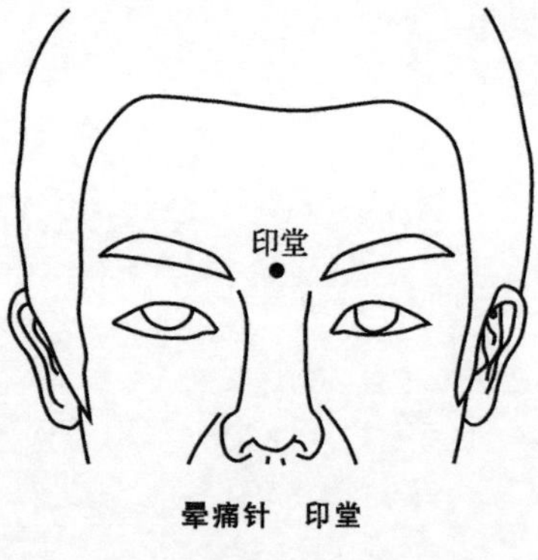

晕痛针　印堂

释义：印堂位于前额部，根据腧穴的近治作用，印堂具有清头明目、通鼻开窍的作用，善于治疗头面病与鼻病；印堂虽属经外奇穴，但位于督脉循行路线上，“督脉上至风府，入属于脑”，故本穴安神镇静，常用于治疗各种眩晕。

3. 太阳

定位：眉梢与目外眦之间向后约一横指的凹陷处。

主治：局部病症——头痛、目疾、面瘫。

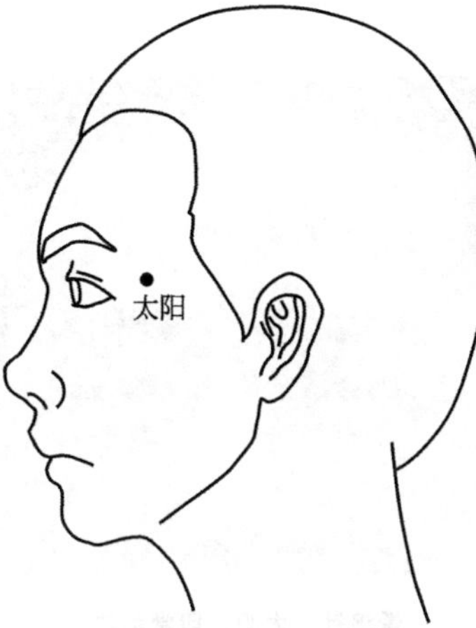

晕痛针　太阳

刺灸法：直刺或斜刺0.8～1寸。

释义：太阳位居头颞部，刺之气至病所，疏理局部气血，开泄壅塞，以治局部病症，故太阳具有清利头目的作用；太阳虽为经外奇穴，却布于少阳经循行路线上，故刺之又可激发经气，疏通经络，平肝潜阳，改善血管舒缩状态，从而缓解头晕、头痛等症状。

【刺灸图】

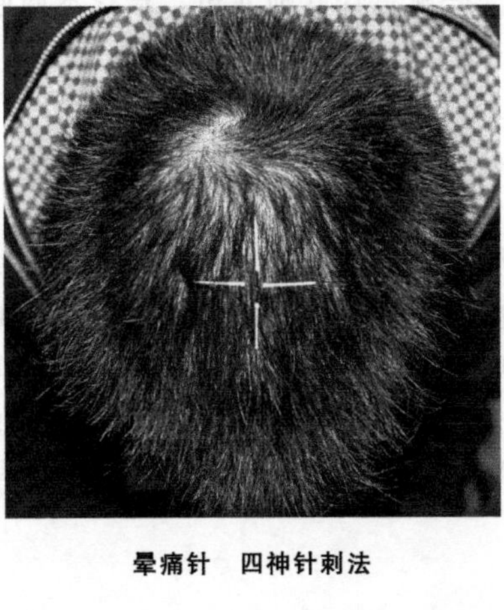

晕痛针　四神针刺法

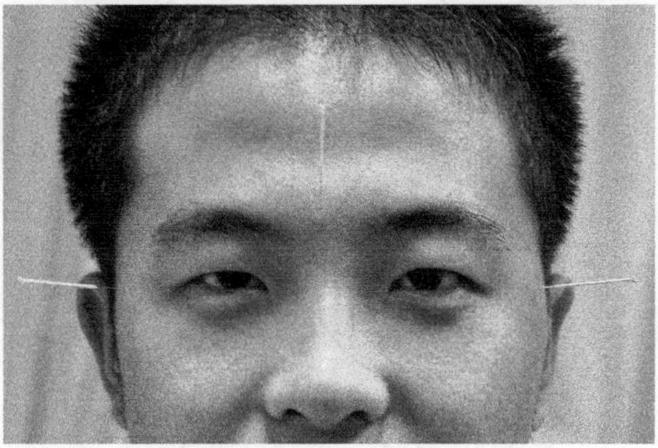

晕痛针　太阳、印堂刺法

●【组方与主治】

晕痛针由四神针、太阳和印堂组成，是靳老根据腧穴的近治作用，在病灶周围组穴配方。三穴均位于头部，四神针位于头顶，以百会为中心取穴，使其对脑部的投影区扩大，加强针灸疗效；印堂及太阳均为经外奇穴，分别位于头的前额及颞侧部，两穴与四神针并用，可达益气补血、开窍提神、止痛止晕之功，故晕痛针可用于治疗各种头晕、头痛病症，达到力专效宏、取穴简捷之目的。临床上可配合靳三针其他穴组，治疗不同原因引起的眩晕，如配合耳三针用于治疗耳源性眩晕，配合颈三针、脑三针治疗颈源性眩晕等。此外，三穴均位于头部，调神之力强，临床还常用于调神和放松身心，以加强四神针镇静安神作用，故可治疗失眠、健忘等症。

现代医学认为，梅尼埃病引起的耳源性眩晕是以膜迷路积水为主要病理变化的一组病症，其临床表现主要为突发性眩晕、视物旋转。本组穴下有滑车神经、额神经、三叉神经第一支、耳郭神经、耳小神经及颞动、静脉分布，针刺可通过刺激上述神经和血管，扩张血管，加大血流量，从而减少耳迷路淋巴积液的形成，对耳源性眩晕有一定疗效。

【速记总结】

晕痛针 { 四神针——头顶；太阳——颞侧；印堂——前额 } 局部取穴，力专效宏 → 定神止眩，通络止痛 ——眩晕、头痛、失眠、健忘

【临证配伍】

适应证	头痛	耳源性眩晕	颈源性眩晕
常用配穴	晕痛针、颞三针、脑三针	晕痛针、耳三针	晕痛针、颈三针、脑三针

【速记歌诀】

印堂太阳四神针，局部取穴晕痛针；
四神针绕百会旁，前额颞侧共组方；
调神定志止头痛，眩晕失眠悉能医。

【研究进展】

1. 耳源性眩晕（aural vertigo）

郑欣[1]以晕痛针、耳三针为主穴治疗15例耳源性眩晕患者，总有效率为93.33%，疗效显著优于常规针刺组；靳三针组患者在眩晕程度、发病期间日常生活需帮助情况、发病期间工作情况和心理及社会适应方面有显著改善；治疗后，患者椎动脉及基底动脉的收缩峰血流速度（V_p）及平均血流速度（V_m）均较治疗前有所提高，接近于正常值，提示运用靳三针疗法治疗耳源性眩晕可改善椎-基底动脉的供血情况，加快血流速度，消除内耳积水，从而达到止晕的疗效。

2. 颈源性眩晕（cervical vertigo）

卢绍聪[2]应用晕痛针结合颈三针治疗颈源性眩晕80例，经3个疗程（30次）治疗后，总有效率为95.24%，明显高于对照组（取穴百会、风池、颈夹脊）。治疗组和对照组中患者的TCD结果在治疗后均有不同程度改善，但治疗组在首次治疗后和3个疗程后，患者血流恢复正常的人数远高于对照组。治疗组与治疗前比较，在首次治疗和

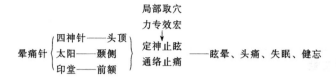

三个疗程后，患者的眩晕、肩颈痛、头痛和心理及生活适应能力等各项指标都有明显改善。

参考文献

[1] 郑欣．晕痛针结合耳三针治疗耳源性眩晕的临床研究．广州：广州中医药大学，2006：16-23.

[2] 卢绍聪．晕痛针结合颈三针治疗颈性眩晕的临床研究．广州：广州中医药大学，2006：Ⅰ-Ⅱ.

疲三针（四神针、内关、足三里）

【穴位简介】

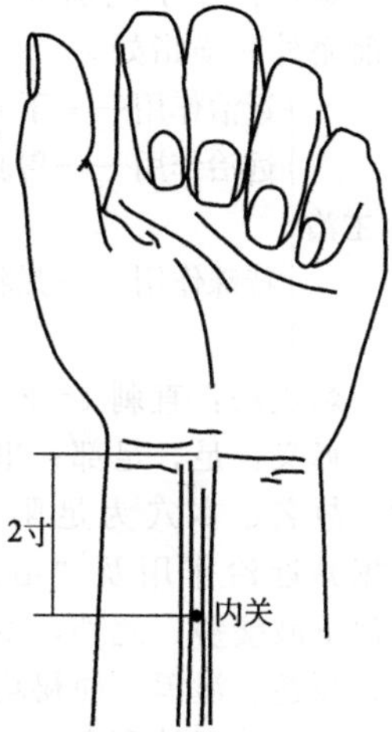

疲三针　内关

1. 四神针（详见“四神针”）

定位：头部，百会前后左右各旁开1.5寸。

主治：
- 头面五官疾病：癫顶头痛、眩晕
- 神志病：癫狂痫、失眠、健忘、智力低下

刺灸法：向百会平刺0.8～1寸。

释义：四神聪位于百会前后左右各1寸，而据靳瑞教授的经验，以百会前后左右各1.5寸定位为“四神针”，正当督脉的前顶、后顶和足太阳膀胱经的左、右络却之处，较之四神聪，其在脑的投影区域更宽阔，临床证明可扩大对脑部的作用，增强疗效。四神针具有宁心安神、调神益智等作用，主治头面五官疾病、神志病。

2. 内关

定位：前臂掌侧，腕横纹上2寸，在桡侧腕屈肌腱与掌长肌腱之间。

主治：
- 近治作用——上肢痹痛
- 远治作用：
  - 心悸、胸闷、心律失常等心脏疾病
  - 失眠、郁证、癫狂痫等神志病症
- 特殊作用——胃痛、呃逆、呕吐等胃病

刺灸法：直刺0.5～1寸。

释义：内，前臂之内侧；关，关隘；此穴居前臂内侧之冲要，可以通胸膈关塞诸病。本穴属手厥阴心包经，心主神明，心包为心之外卫，代心受邪，故本穴不仅可以治疗上肢痿痹等局部疾患，还为宁心

安神之要穴，善于治疗癫狂痫等神志疾患。由于内关为临床治疗心脏疾患的要穴，对心脏具有保护性的调和效应，故内关还是预防中老年心脑血管疾患的特效保健穴位。

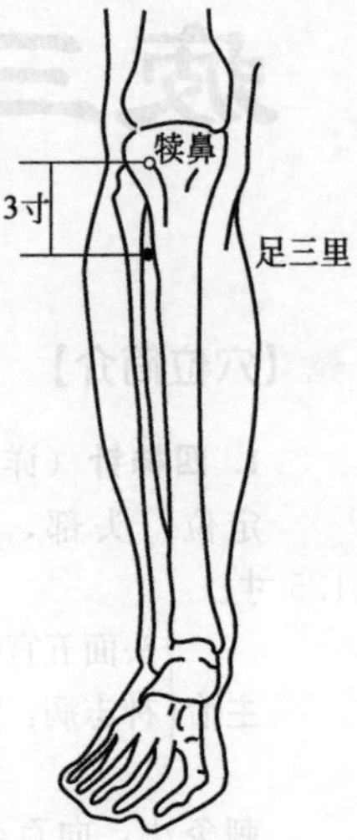

疲三针　足三里

3. 足三里

定位：在小腿前外侧，当犊鼻下 3 寸，胫骨前嵴外一横指处。

主治：
- 近治作用——下肢疾患
- 远治作用——胃肠病：胃痛、呕吐、呃逆、腹痛、泄泻、便秘
- 特殊作用——强壮保健：体虚瘦弱、心悸、气短

刺灸法：直刺 1～2 寸。

释义：足，足部；里，寸。因本穴在膝下 3 寸，故名。本穴为足阳明胃经合穴、下合穴，根据其近治作用及“治痿独取阳明”之理论，善治下肢痿痹；此外，本穴为调理脾胃之要穴，对于胃肠道疾患如呕吐、呃逆、泄泻、便秘均可选用此穴治疗；因本穴具有补中益气、补益气血、扶正祛邪之功，还为全身强壮保健要穴。

【刺灸图】

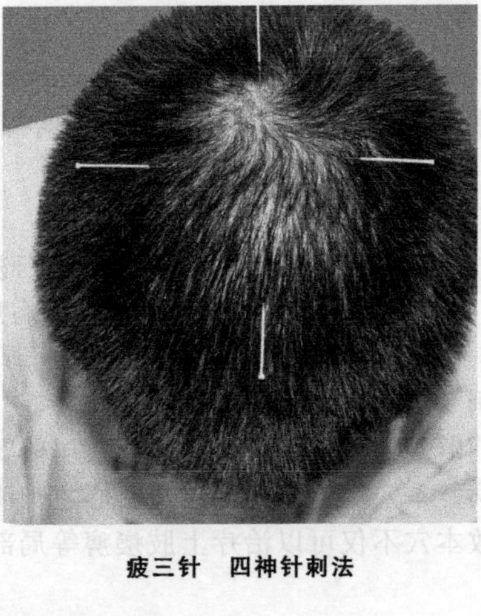
疲三针　四神针刺法

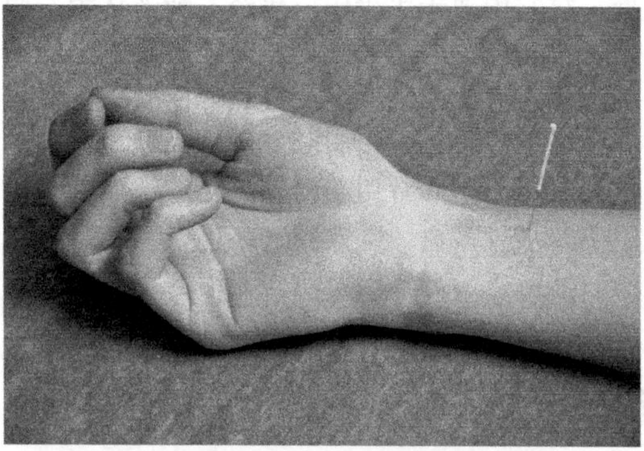

疲三针　内关刺法

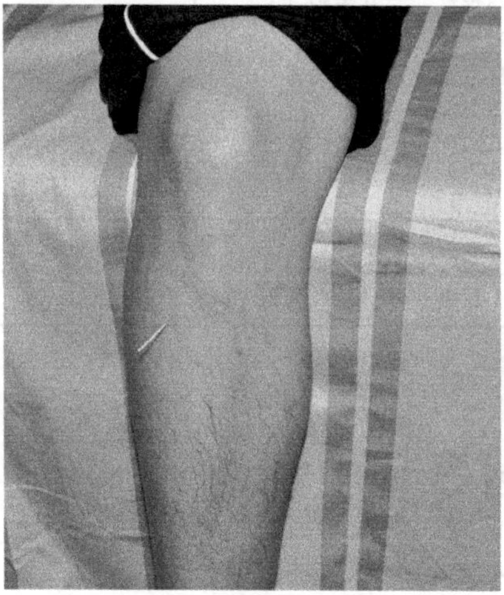

疲三针　足三里刺法

【组方与主治】

"疲三针"由四神针、内关、足三里组成，为靳老根据经脉循行组穴配方。四神针，位居巅顶百会前、后、左、右各旁开 1.5 寸，四穴以百会为中心，意在加强百会的针灸效应。百会，为督脉与六阳经之会穴，有总督诸阳，升举阳气的作用。内关，穴居手太阴与手少阴之间的手厥阴经脉，阴维脉脉气所发，属八脉交会穴之一，又心包经络脉起于此处，故它内通于手少阳三焦经。靳老认为，阴维脉有维系诸阴经的作用，针刺内关有滋阴降火、交通心肾、宁心安神之功，对于慢性疲劳综合征患者的心因性疲劳有良好的效果。足三里，足阳明胃经之合穴，位处下肢，为足阳明脉气所入之处。胃与脾相表里，脾胃为气血生化之源，故本穴常用于治疗消化系统疾病。又脾胃主肌肉与四肢，且阳明经多气多血，本穴经气旺盛，因此，本穴还常用于各种原因导致的肢体疲乏、劳累以及肌肉萎缩等。三穴合用，临床应用于慢性疲劳综合征的防治。

【速记总结】

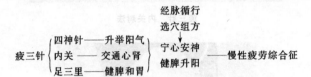

经脉循行
选穴组方
↓
疲三针 { 四神针——升举阳气；内关——交通心肾；足三里——健脾和胃 } 宁心安神 健脾升阳 ——慢性疲劳综合征

【临证配伍】

适应证	慢性疲劳综合征
常用配穴	疲三针、气海、关元、肝俞、脾俞、肾俞

【速记歌诀】

三里内关四神针，经脉辨证疲三针；
四神针绕百会旁，内关三里手足取；
健脾升阳宁心神，缓解慢性疲劳征。

【研究进展】

慢性疲劳综合征（chronic fatigue syndrome）

谢昇佑[1]将符合慢性疲劳综合征症状的 60 例患者，随机分为电针配合耳穴组（治疗组）和酸枣仁汤合甘麦大枣汤组（对照组），每组各 30 例。治疗组取穴百会、内关、神门、足三里、三阴交，每周治疗 5 次，10 次为 1 个疗程，并配合耳穴心、肝、神门、皮质下、交感，每周更换 2 次，4 次为 1 个疗程。治疗 2 个疗程后，电针配合耳穴与酸枣仁汤合甘麦大枣汤可使慢性疲劳综合征患者的疲劳量表积分降低，从而改善患者疲劳状态。电针配合耳穴与酸枣仁汤合甘麦大枣汤均是治疗慢性疲劳综合征的有效方法，电针配合耳穴总体疗效比酸枣仁汤合甘麦大枣汤更佳，更值得推广运用。

参考文献

[1] 谢昇佑．电针配合耳穴治疗慢性疲劳综合征的临床研究．广州：广州中医药大学，2009：17-24.

郁三针（四神针、内关、三阴交）

● 【穴位简介】

1. 四神针（详见“四神针”）

定位：头部，百会前后左右各旁开 1.5 寸。

主治：
- 头面五官疾病：巅顶头痛、眩晕
- 神志病：癫狂痫、失眠、健忘、智力低下

刺灸法：向百会平刺 0.8～1 寸。

释义：四神聪位于百会前后左右各 1 寸，而据靳瑞教授的经验，以百会前后左右各 1.5 寸定位为“四神针”，正当督脉的前顶、后顶和足太阳膀胱经的左、右络却之处，较之四神聪，其在脑的投映区域更宽阔，临床证明可扩大对脑部的作用，增强疗效。四神针具有宁心安神、调神益智等作用，主治头面五官疾病、神志病。

2. 内关

定位：前臂掌侧，腕横纹上 2 寸，在桡侧腕屈肌腱与掌长肌腱之间。

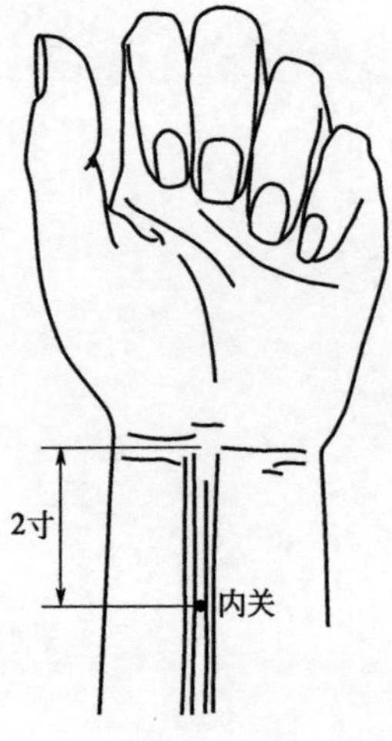

郁三针　内关

主治
- 近治作用——上肢痹痛
- 远治作用
  - 心悸、胸闷、心律失常等心脏疾病
  - 失眠、郁证、癫狂痫等神志病症
- 特殊作用——胃痛、呃逆、呕吐等胃病

刺灸法：直刺 0.5～1 寸。

释义：内，前臂之内侧；关，关隘；此穴居前臂内侧之冲要，可以通胸膈关塞诸病。本穴属手厥阴心包经，心主神明，心包为心之外卫，代心受邪，故本穴不仅可以治疗上肢痿痹等局部疾患，还为宁心安神之要穴，善于治疗癫狂痫等神志疾患。由于内关为临床治疗心脏疾患的要穴，对心脏具有保护性的调和效应，故内关还是预防中老年心脑血管疾患的特效保健穴位。

3. 三阴交

定位：在小腿内侧，当足内踝尖上 3 寸，胫骨内侧缘后方。

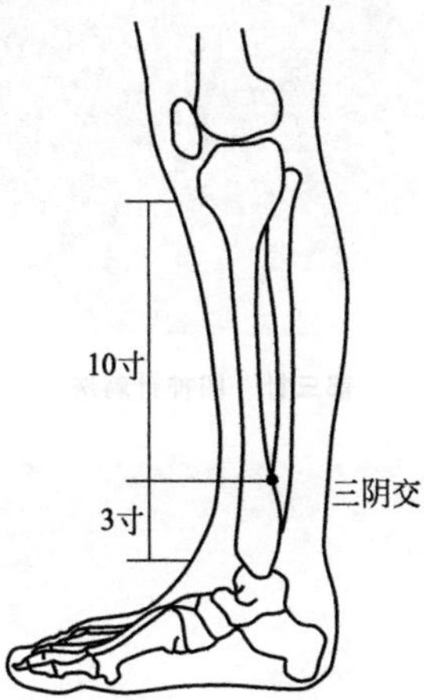

郁三针　三阴交

主治
- 近治作用——下肢痿痹
- 远治作用
  - 脾胃病：腹胀、腹泻
  - 生殖泌尿系统疾病：遗精、阳痿、遗尿、不孕、小便不利
  - 妇科病：月经不调、阴挺、难产
- 特殊作用——阴虚诸症：失眠、眩晕、腰膝酸软

刺灸法：直刺 1～1.5 寸。

释义：本穴虽归属于足太阴脾经，但为足太阴脾经、足少阴肾经、足厥阴肝经三阴经之交会穴，故名三阴交。本穴具有健脾益气、疏肝活血、滋阴补肾之功效，善治下肢痿痹、妇科病及阴虚诸症。

【刺灸图】

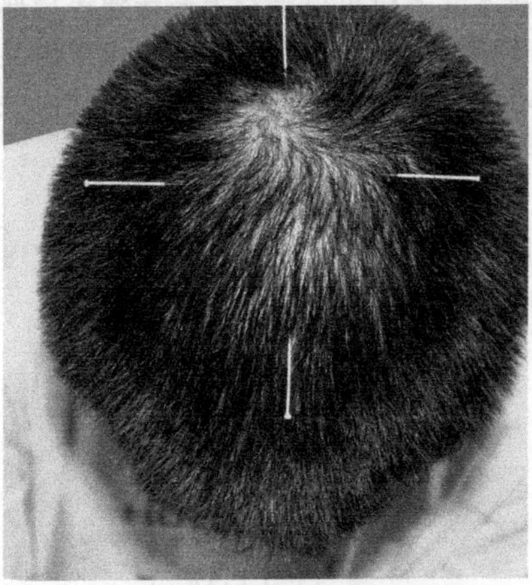

郁三针　四神针刺法

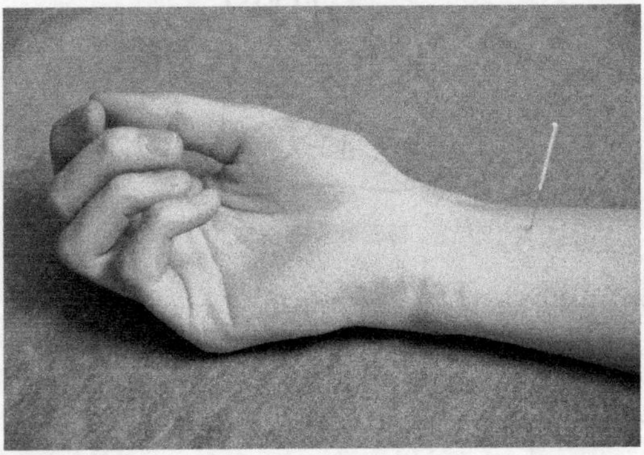

郁三针　内关刺法

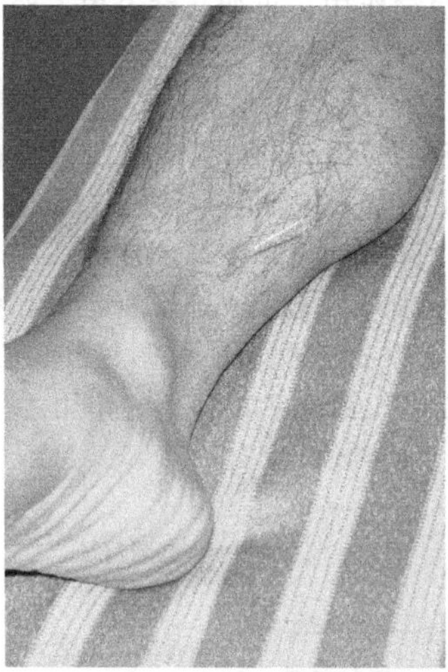

郁三针　三阴交刺法

【组方与主治】

“郁三针”由四神针、内关、三阴交组成，为靳老根据脏腑辨证组穴配方。四神针，位于百会前后左右各 1.5 寸，正当督脉的前顶、后顶和足太阳膀胱经的左、右络却处。《针灸大成》中谈到：“以人之脉络，周流于诸阳之分，苦犹水也，而督脉为之督纲，故名曰海焉。”明确指出督脉为阳脉之海，总督一身之阳气，统领诸经，对各经病变均有调整作用。督脉“起于下极之俞，并于脊里，抵于风府，入属于脑”，其经脉又循行于头顶正中，内属于脑，本着“经脉所过，主治所及”，其穴位对与脑有关的神志病有着肯定的治疗作用。四神针四穴所在均为脑气所发之处，又通过督脉和膀胱经与脑直接联系，故为安神醒脑、开窍解郁、宁心调神的要穴。内关，手厥阴心包经穴，具有宽胸解郁之功。《针灸甲乙经》云：“心澹澹而善惊恐心悲，内关主之。”内关对于抑郁所引起的许多症状有着一穴多功的治疗效果，对抑郁症患者常见的胸闷不舒、胃脘胀闷、太息、嗳气、食欲减退、心悸心慌、睡眠障碍等均具有良好的治疗作用。三阴交为下肢足三阴经交汇之处，具有健脾、疏肝、益肾、调和气血的作用，可以调整患者的整体功能，三阴交与内关相配还具有镇静安神作用，对抑郁发作的主症失眠有良好的治疗作用。正如《针灸甲乙经》所言：“惊不得眠……水气上下，五脏游气，三阴交主之。”

双相情感障碍（BPD）是以情感（心境）高涨或低落，伴有相应的认知、行为改变为主要特征，病程中躁狂和抑郁交替出现或混合发作，在间隙期精神状态基本正常的一种心境障碍。其病程中的抑郁发作即称为双相抑郁。目前针对双相抑郁症尚无确切有效的治疗方法。中医认为，双相情感障碍归属于“郁证”范畴，病位多涉及肝、心、脾、肾等脏，“郁三针”三穴配伍，可调整肝、心、脾、肾等脏腑功能，起到稳定患者心境、治疗双相抑郁的作用。

【速记总结】

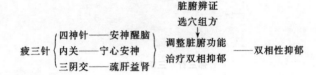

疲三针 { 四神针——安神醒脑；内关——宁心安神；三阴交——疏肝益肾 } → 脏腑辨证 选穴组方 ↓ 调整脏腑功能 治疗双相抑郁 ——双相性抑郁

【临证配伍】

适应证	抑郁症
常用配穴	主穴：郁三针 肝郁脾虚：配太冲、阴陵泉 痰气郁滞：配太冲、膻中、丰隆 心脾两虚：配神门、心俞、脾俞 气阴两虚：配太溪、足三里

【速记歌诀】

四神内关三阴交，脏腑辨证郁三针；
四神针绕百会旁，内关阴交手足取；
调整脏腑和气血，善治双相性抑郁。

【研究进展】

抑郁症

刘海静[1]取“百会”、“内关”、“三阴交”对抑郁模型大鼠进行针刺，治疗21天后，与健康对照组相比，模型组大鼠自主活动显著减少，海马谷氨酸（Glu）含量显著升高，γ-氨基丁酸（GABA ）含量显著降低；而针刺组大鼠所测各项指标与健康对照组相比无显著性差异。提示针刺可逆转抑郁模型大鼠的抑郁样行为，其抗抑郁作用可能与其对海马内氨基酸类递质的调整相关。

何新芳[2]将 60 例双相情感障碍患者随机分为电针结合耳穴埋针组（治疗组）和口服丙戊酸钠组（对照组），每组 30 例。两组均以抗抑郁治疗作为基础治疗，电针结合耳穴埋针组采用电针和耳穴埋针作为心境稳定治疗，电针主穴百会、印堂、丝竹空、率谷、大陵、三阴交。隔日 1 次，每周 3 次，疗程 8 周。耳穴埋针取穴神门、皮质下、内分泌、颞、肝。电针结合耳穴埋针疗法对双相抑郁具有一定的心境稳定作用，总体疗效与西药丙戊酸钠相当；但电针结合耳穴埋针对躯体症状（躯体性焦虑、全身症状）的改善起效较快，且优于西药组，并在改善认知障碍因子方面的作用优于西药组，且副作用小，对 5-羟色胺再摄取抑制药（SSRI）类抗抑郁药引起的副作用，尤其是胃肠道副作用可能有改善作用。

参考文献

[1] 刘海静，何新芳，陈兴华．针刺对抑郁模型大鼠行为学及海马氨基酸类神经递质的影响．医学研究杂志，2010，39（3）：79-81.

[2] 何新芳．电针结合耳穴埋针对双相抑郁心境稳定作用的临床研究．广州：广州中医药大学，2010：33-42.

第三章

躯干、四肢疾患

组穴处方

肩三针（肩Ⅰ针、肩Ⅱ针、肩Ⅲ针）

【穴位简介】

1. 肩Ⅰ针

定位：在肩部，上肢自然下垂，当肩峰正下方凹陷处。

主治：局部疾患——上肢病症：上肢不遂，肩臂痛。

刺灸法：直刺或向下斜刺1～1.5寸，注意不要刺入关节腔。

释义：按压肩周炎患者肩峰下位置，病人常常会有明显的酸、麻、胀、痛感，靳老从长期的临床实践中总结出了肩Ⅰ针。本穴与传统肩髃的取穴方法有一定区别：肩髃是肩峰端前下方凹陷中，取穴是举臂取穴，而肩三针中肩Ⅰ针是使上肢自然下垂，取其肩峰下凹陷处，肩髃取穴常需患者配合举臂抬高；本穴取穴时上肢自然下垂即可。在临床上，肩关节疾病患者上臂往往很难完成外展、上举等动作，故本穴在实际临床工作中不但简便易取，更重要的是能有效减轻治疗过程中给患者带来的痛苦，为靳老独创治疗肩关节疼痛的经验效穴。

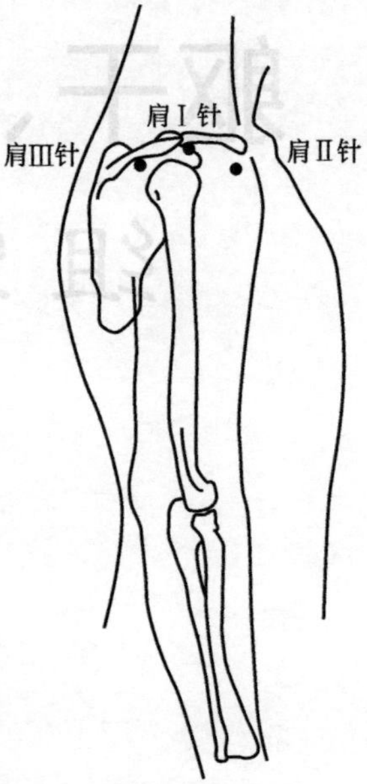

肩三针

2. 肩Ⅱ针、肩Ⅲ针

定位：肩Ⅰ针前、后2寸，共两针。

刺灸法：直刺或向下斜刺1～1.5寸，注意不要刺入关节腔。

释义：分别位于肩关节囊前、后方的肩Ⅱ针和肩Ⅲ针，实际上相当于阿是穴（肩周炎患者常在此处有条索状物或压痛点），具有调整局部经络气血的显著作用，配合肩Ⅰ针，三穴基本呈一条直线，主要起到加强局部刺激的效果。

【刺灸图】

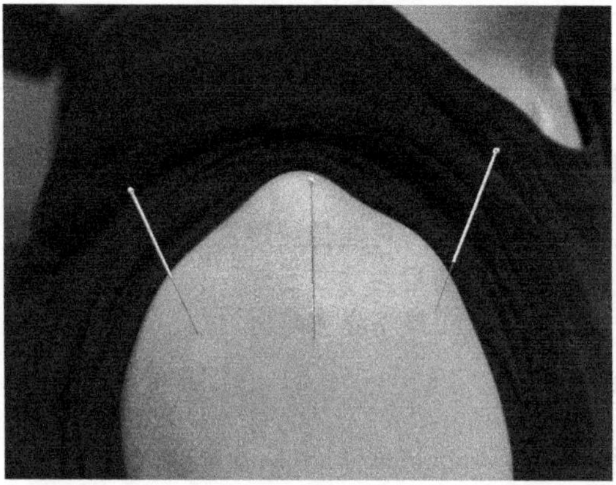

肩三针刺法

【组方与主治】

“肩三针”的组穴原理是靳三针组穴配方中最常见的一类，即局部取穴。肩周炎患者常出现肩峰下缘、肩臂外后缘明显压痛，甚至有条索状物；在三角肌上部中央处或肩胛提肌与冈上肌之间，有压痛，致患肢外展、上举困难。靳氏肩三针由肩Ⅰ针及其前后旁开各2寸的三个穴组成，与传统肩三针（肩前、肩髃、肩髎）比较，选穴更符合肩周炎临床症状特点，以阿是穴为主，均是在肩关节及其附着肌肉、肌腱处进行针刺，既能兼顾肩关节各方向活动，又能疏通肩部经络，加快病变部位的血液循环，“通则不痛”，有临床研究显示，本组穴位在疗效上优于传统肩三针。

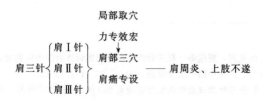

【速记总结】

局部取穴

力专效宏

↓

肩三针{肩Ⅰ针、肩Ⅱ针、肩Ⅲ针} 肩部三穴 —— 肩周炎、上肢不遂

肩痛专设

【临证配伍】

适应证	中风后偏瘫	肩　周　炎
常用配穴	肩三针、颞三针、手三针、痿三针、足三针	肩三针、手三里、外关、后溪、天宗

【速记歌诀】

靳老独创肩三针，取穴需与传统辨；
肩峰下方第一针，前后两寸二三针；
疏通经络疗肩痛，上肢不遂亦可医。

【研究进展】

1. 肩手综合征（shoulder-hand syndrome）

徐世芬[1]以肩三针为主配合康复功能训练治疗中风偏瘫后肩手综合征，治疗5周后，治疗组的视觉模拟评分（VAS）明显低于单纯康复训练组，治疗组在肩关节外展及上举的关节活动度、患侧上肢简化Fugl-Meyer运动功能评分比较中均明显高于单纯康复训练组。

2. 肩周炎（scapulohumeral periarthritis）

赖思旺[2]以肩三针配合放血疗法治疗200例肩周炎患者，2周为1个疗程，1个疗程后，120例达到临床治愈标准，80例临床症状完全缓解；高保娃[3]以肩三针配地机治疗70例肩周炎患者，总体有效率达98.6%；陈仁年研究表明[4]，针刺改善瘀滞型肩周炎症状和体征的最佳方案为以靳氏肩三针为主穴，重刺激针法，留针时间60 min，此方案疗效优于肩三针-轻刺激组和传统肩三针组；张雷[5]对传统肩三针和靳氏肩三针治疗肩周炎的研究发现，此两种均为治疗肩周炎的有效方法，但靳氏肩三针疗效显著优于传统肩三针。

参考文献

[1] 徐世芬，庄礼兴，贾超等．靳三针疗法配合功能训练治疗中风偏瘫后肩手综合征的临床观察．广州中医药大学学报，2010，27（1）：19-22.

[2] 赖思旺．靳氏三针加放血疗法治疗肩周炎200例．中医临床研究，2010，2（12）：

100，102.
[3] 高保娃，左甲，何佳．地机穴运动针法配合“靳氏肩三针”治疗肩周炎70例．光明中医，2010，25（6）：1040.
[4] 陈仁年，陈永斌．影响瘀滞型肩周炎针刺疗效的多因素分析．上海针灸杂志，2010，29（6）：388-389.
[5] 张雷，姚正业，纪春泓等．“靳氏肩三针”与“传统肩三针”临床疗效比较后的体会．针灸临床杂志，1998，14（1）：1-2.

手三针（曲池、合谷、外关）

【穴位简介】

1. 曲池

定位：屈肘，成直角，当肘横纹外侧端与肱骨外上髁连线的中点。

主治
- 近治作用——上肢痿痹、手臂肿痛
- 远治作用
  - 胃肠病：腹痛、吐泻
  - 热证：咽喉肿痛、发热
  - 皮肤病：风疹、湿疹

刺灸法：直刺 0.5～1 寸。

释义：曲，弯曲；池，池塘，引申为凹陷；本穴位于肘臂屈曲时肘横纹端凹陷，故名。本穴属手阳明大肠经，穴下正当肱骨外上髁上方前臂腕长伸肌附着点，故善治上肢瘫痪、手臂肿痛等局部病症；因本穴功擅祛风退热，临床上常用于五官热证、皮肤病、胃肠病等疾病的治疗。

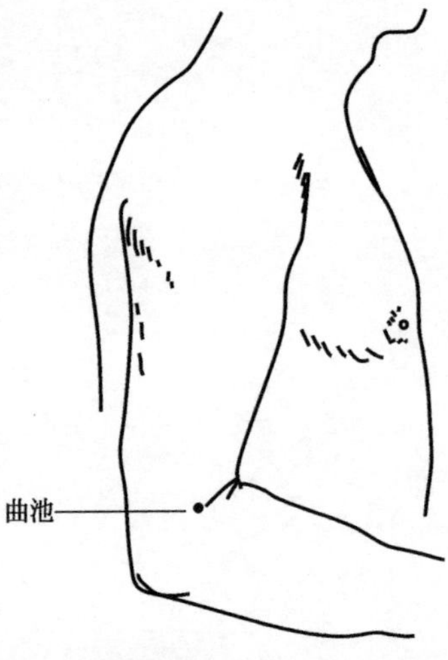

手三针　曲池

2. 合谷

定位：在手背，第 1、第 2 掌骨间，约平第 2 掌骨中点处。

主治
- 近治作用——手指麻木、屈伸不利
- 远治作用
  - 头面部疾患：口眼歪斜、牙痛、鼻衄
  - 外感热证
- 特殊作用——痛证：头痛、腹痛、痛经

刺灸法：直刺 0.5～1 寸，孕妇禁针。

释义：合，会合；谷，山谷。因本穴在拇指、食指相合之处，形如山谷之中间，故名。本穴属手阳明大肠经，现代研究证实，本穴穴下神经、肌肉、血管非常丰富，针刺合谷既能改善局部血液循环，又能对中枢神经系统不同的脑功能分区产生影响，从而促进神经功能的恢复，故本穴为治疗上肢痿痹的要穴。本穴还为行气活血、清热止痛之要穴，在全身体表腧穴中，本穴为治疗范围最为广泛的腧穴之一，具有全身性的治疗作用。

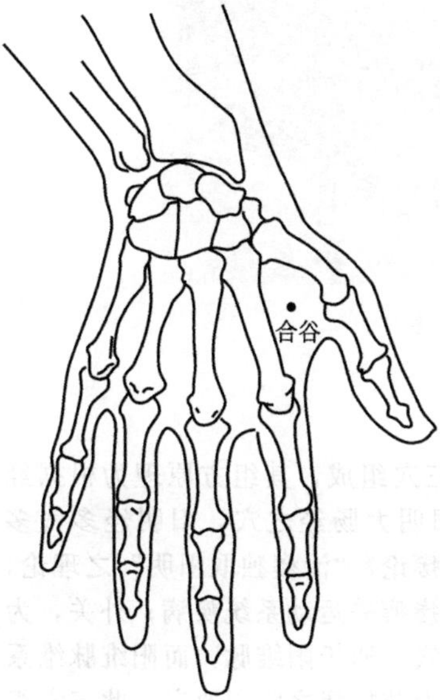

手三针　合谷

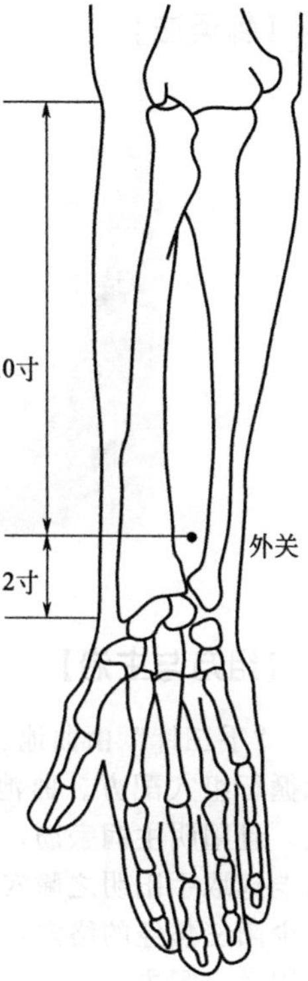

手三针　外关

3. 外关

定位：腕背横纹上 2 寸，尺骨与桡骨之间。

主治
- 近治作用——上肢痿痹
- 远治作用——耳鸣耳聋、头痛、落枕、肩臂痛
- 特殊作用
  - 感冒发热等外感表证
  - 腰扭伤、踝关节扭伤

刺灸法：直刺 0.5 寸。

释义：外，外侧；关，关要；本穴为前臂外侧的关要之处，故

名。本穴属手少阳三焦经，且为八脉交会穴，通于阳维脉，阳维脉维系诸阳经，本穴功擅疏通经络气血，为治疗上肢痿痹之要穴；另阳维脉主一身之表，故本穴为全身疏风解表的要穴，常用于治疗外感头痛、发热等表证。

【刺灸法】

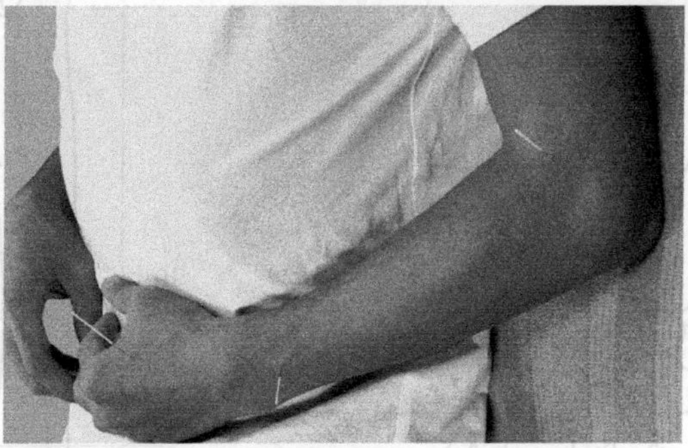

手三针刺法

【组方与主治】

“手三针”由曲池、外关、合谷三穴组成，其组方原理为根据经脉循行组穴配方。曲池、合谷为手阳明大肠经之穴，阳明经多气多血，且阳明主润宗筋，根据《素问·痿论》“治痿独取阳明”之理论，靳老选取手阳明之腧穴用于治疗上肢痿痹等运动系统疾病；外关，为手少阳三焦经的络穴，又为八脉交会穴，通于阳维脉，而阳维脉维系诸阳经，阳主动，因此，外关是治疗上肢痿痹之常用要穴；此三穴组合有远近结合，且适应证广的特点，“手三针”除可主治上肢活动障碍外，根据“经脉所过、主治所及”之原理，还可用于治疗头面五官、颈、肩部疾患及外感表证等。

【速记总结】

手三针 {曲池、外关、合谷}

经脉循行 → 上肢三穴、疏通经络、适应证广

- 局部病症——上肢痿痹
- 颈、肩疾患——落枕、肩周炎
- 外感表证——发热、感冒
- 头面五官疾患——齿痛、目赤肿痛、咽喉肿痛

【临证配伍】

适应证	肩手综合征	中风后偏瘫
常用配穴	手三针、肩三针、颞三针	手三针、肩三针、颞三针、足三针

【速记歌诀】

曲池外关与合谷，手三针向手部取；
肘横纹头曲池穴，外关腕背上两寸；
另加合谷虎口处，主治上肢痿痹痛。

【研究进展】

1. 中风后偏瘫（hemiparalysis after apoplexy）

庄礼兴[1]等的研究发现，以手三针、足三针、颞三针等为主穴结合康复训练治疗中风后偏瘫，治疗28天后，靳三针组的四肢简化fugl-Meyer评分提升优于康复组。徐世芬[2]等通过对中风后偏瘫患者的认知功能和日常生活能力的观察发现，靳三针组（主穴为手三针、足三针、颞三针）在功能综合评定量表（FCA）、简易精神状态量表（MMSE）、日常生活能力量表（ADL）三个量表的评分改善均优于常规针刺组，说明靳三针组疗效优于常规针刺组。

2. 肩手综合征（shoulder-hand syndrome）

庞晓瑜[3]以颞三针、肩三针、手三针为主穴结合火针治疗84例脑卒中后肩手综合征患者，治疗14天后，靳三针组患者的肢体活动、功能恢复情况明显优于常规针刺组。

参考文献

[1] 庄礼兴，贾超，贺君等．靳三针疗法结合康复训练治疗脑梗塞偏瘫．针灸临床杂志，2010，26（3）：5-7.

[2] 徐世芬，庄礼兴，贾超等．“靳三针”对脑卒中偏瘫患者认知功能和日常生活能力的影响：多中心随机对照研究．中国针灸，2009，29（9）：689-294.

[3] 庞晓瑜，路明．靳三针联合火针治疗脑卒中后肩手综合征Ⅰ期84例临床对照研究．吉林中医药，2010，30（2）：145-146.

足三针（足三里、三阴交、太冲）

【穴位简介】

1. 足三里

定位：在小腿前外侧，当犊鼻下 3 寸，胫骨前嵴外一横指处。

主治：
- 近治作用——下肢疾患
- 远治作用——胃肠病：胃痛、呕吐、呃逆、腹痛、泄泻、便秘
- 特殊作用——强壮保健：体虚瘦弱、心悸、气短

刺灸法：直刺 1～2 寸，强壮保健常用灸法。

释义：足，足部；里，寸。因本穴在膝下 3 寸，故名。本穴为足阳明胃经合穴，根据其近治作用及“治痿独取阳明”之理论，善治下肢痿痹；此外，本穴为调理脾胃之要穴，对于胃肠道疾患如呕吐、呃逆、泄泻、便秘均可选用此穴治疗；因本穴具有补中益气、补益气血、扶正祛邪之功，还为全身强壮保健要穴。

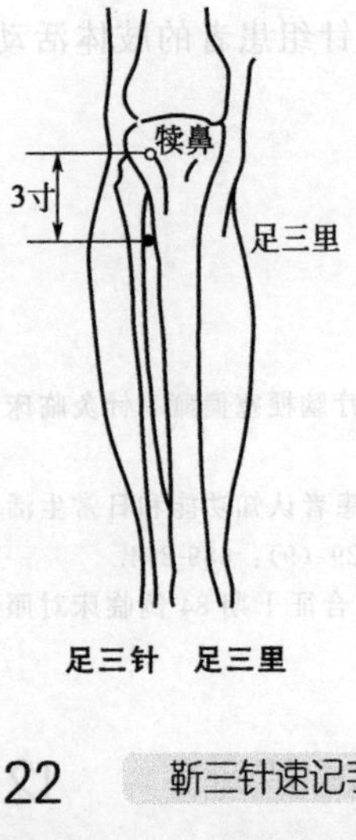

足三针　足三里

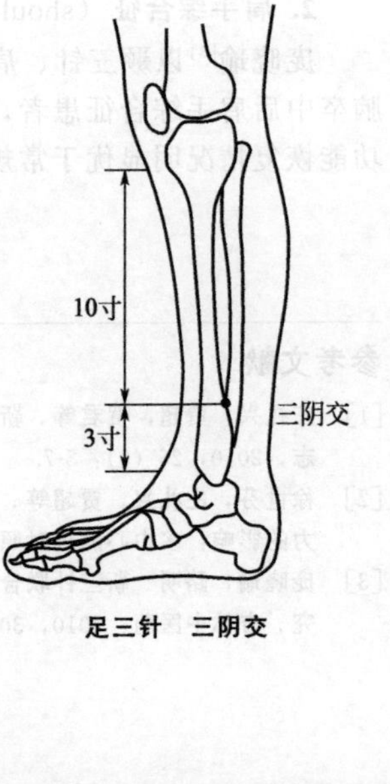

足三针　三阴交

2. 三阴交

定位：在小腿内侧，当足内踝尖上 3 寸，胫骨内侧缘后方。

主治：
- 近治作用——下肢痿痹
- 远治作用
  - 脾胃病：腹胀、腹泻
  - 生殖泌尿系统疾病：遗精、阳痿、遗尿、不孕、小便不利
  - 妇科病：月经不调、阴挺、难产
- 特殊作用——阴虚诸症：失眠、腰膝酸软

刺灸法：直刺 1～1.5 寸；孕妇禁针。

释义：本穴虽归属于足太阴脾经，但为足太阴脾经、足少阴肾经、足厥阴肝经三阴经之交会穴，故名三阴交。本穴具有健脾益气、疏肝活血、滋阴补肾之功效，善治下肢痿痹、妇科病及阴虚诸症。

3. 太冲

定位：在足背侧，当第 1 跖骨间隙的后方凹陷处。

主治：
- 近治作用——下肢痿痹、足跗肿痛
- 远治作用
  - 头目病症——头痛、眩晕、目赤肿痛
  - 肝胃病症——胁痛、呃逆、呕吐
  - 妇科、前阴病——痛经、崩漏、遗尿
- 特殊作用——癫狂痫、失眠、郁证等神志疾患

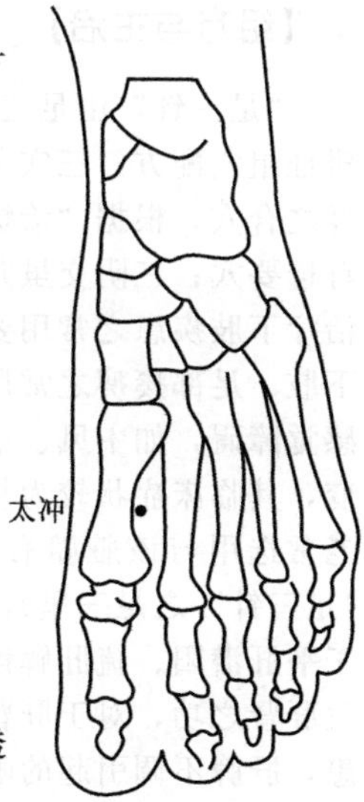

足三针　太冲

刺灸法：直刺 0.5～1 寸；或朝涌泉方向透刺 0.8～1 寸。

释义：太，极也；冲，冲要；本穴位于足部冲要之处，故名。本穴为足厥阴肝经的原穴、输穴，善于平肝潜阳、疏肝解郁，既可用于下肢、足部痿痹的治疗，又是治疗头目疾患、肝胃病症的要穴。

【刺灸法】

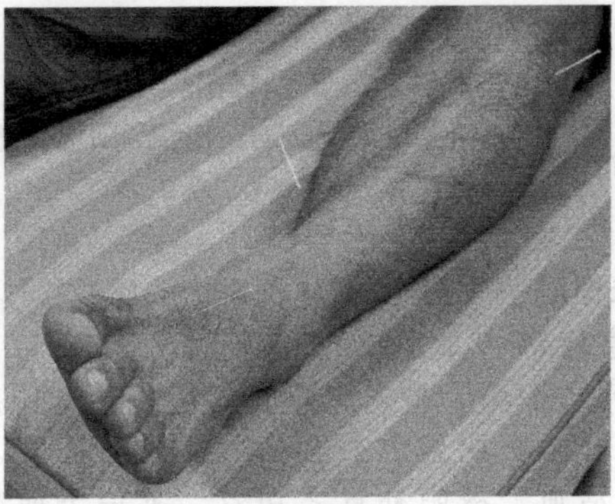

足三针刺法

【组方与主治】

“足三针”由足三里、三阴交、太冲三穴组成，为靳老根据脏腑辨证组穴配方。三穴分处下肢的上、中、下三部，足三里为足阳明胃经之合穴，根据“治痿独取阳明”之理论，足三里为治疗下肢痿痹之首选要穴；三阴交虽归属足太阴脾经，但又为足三阴经之交会穴，为治疗下肢疾患之常用要穴；太冲为足厥阴肝经之原穴、输穴，为治疗下肢、足部痿痹之常用要穴；三穴合用，主要用于治疗下肢的运动、感觉障碍，如中风、小儿脑瘫等引起的下肢瘫痪。另对于一些脏腑病变，其临床症状较为复杂，而其病变所涉及的脏腑可能较为单一，靳老常选用与该脏腑有关的特定穴，以提高其临床疗效，据此思路，“足三针”之足三里善于调理脾胃；三阴交补肝益肾之效强；太冲善于平肝潜阳、疏肝解郁；三穴配伍，还具有调理脾胃、抑肝扶脾、补益肝肾之功，对于肝肾阴虚、肝阳上亢引起的头晕、头痛、失眠等疾患，肝脾不调引起的呕吐、腹泻等症，疗效亦佳。

【速记总结】

脏腑辨证 ↓

足三针：
- 足三里——调理脾胃
- 三阴交——补益肝肾
- 太冲——疏肝解郁

足部三穴 / 疏通经络 / 调肝脾肾：
- 下肢疾患——下肢痿痹
- 肝阳上亢——头晕头痛、失眠
- 肝脾不调——呕吐、泄泻

【临证配伍】

适应证	下肢瘫痪	胃肠疾患
常用配穴	足三针、痿三针	足三针、胃三针、肠三针

【速记歌诀】

三里太冲三阴交，脏腑辨证足三针；
三里膝下三寸取；内踝三寸三阴交；
太冲踇趾后陷中，疏通经络调脏腑。

【研究进展】

胃肠疾病

邓晶晶[1]研究发现，足三针能缩短腹部术后大鼠首次排便时间，增加排便粒数和质量，并且能促进结肠吻合术后结肠组织的溃疡愈合，减轻炎症水肿。此外，以足三针针刺结肠吻合术后大鼠，连续 3 天，结果显示，其结肠组织 Cajal 间质细胞（ICC）超微结构损伤较模型组轻，网络样结构维持，ICC 和囊泡乙酰胆碱较运体（VAChT）阳性神经纤维的数量较模型组增多，提示针刺能促进结肠吻合术后肠动力的恢复，这可能与其具有修复 ICC 超微结构，促进 ICC 细胞及其网络结构再生的功能有关[2]。

参考文献

[1] 邓晶晶，袁青．针刺对腹部术后大鼠胃肠动力及炎症反应的影响．广州中医药大学学报，2010，27（5）：482-485.

[2] 邓晶晶．针刺对结肠吻合术后 Cajal 间质细胞修复与再生的影响．世界华人消化杂志，2010，18（36）：3863-3868.

腰三针（肾俞、大肠俞、委中）

【穴位简介】

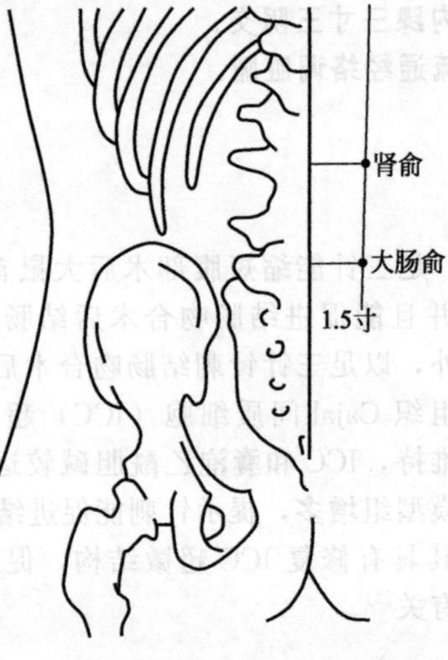

腰三针　肾俞、大肠俞

1. 肾俞

定位：第 2 腰椎棘突下，旁开 1.5 寸。

主治：
- 生殖疾患：遗精阳痿、月经不调、不孕不育
- 大小便疾患：遗尿、小便不利、五更泄泻
- 肾不纳气病症：咳喘少气
- 耳疾：耳鸣、耳聋
- 腰背痛：腰膝酸软

刺灸法：直刺 0.8～1.2 寸。

释义：本穴为肾脏之背俞穴，故名。本穴属足太阳膀胱经，背俞

穴可治疗与之相对应的脏腑相关病症，根据肾脏之生理功能：肾藏精，主生长、发育、生殖；肾主水，司二便；肾主纳气；肾开窍于耳；腰为肾之府，故本穴可主治生殖疾患、大小便疾患、肾不纳气病症、耳疾及肾虚腰痛等，是治疗肾脏疾患的重要腧穴。

2. 大肠俞

定位：第 4 腰椎棘突下，旁开 1.5 寸。

主治
- 近治作用——腰腿痛
- 远治作用——胃肠病：腹胀、腹泻、便秘

刺灸法：直刺 0.8～1.2 寸。

释义：大肠俞是大肠之背俞穴，为大肠之气输注于背腰部之处，故名。本穴是治疗大肠疾患的重要穴位，大肠的主要生理功能为传化糟粕，大肠俞位于腰部，故本穴除可主治背腰部疾患外，还可治疗胃肠疾患。

3. 委中

定位：腘横纹中点，当股二头肌腱与半腱肌肌腱的中间。

主治
- 近治作用——下肢痿痹
- 远治作用——腰痛
- 特殊作用
  - 腹痛、吐泻
  - 小便不利、遗尿

刺灸法：直刺 0.8～1.2 寸。

释义：委，弯曲，这里指膝弯部；中，中央。因本穴位于膝弯的正中，故名。本穴属足太阳膀胱经，位于腘窝部，可治疗下肢疾患。根据其远治作用，善治腰背痛，明代徐凤《四总穴歌》中有“腰背委中求”的记载，可见本穴为治疗腰背痛的要穴；此外，本穴还为本经合穴、下合穴，根据合穴及下合穴的主治特点，还可用于治疗腹痛、吐泻、小便不利等疾患。

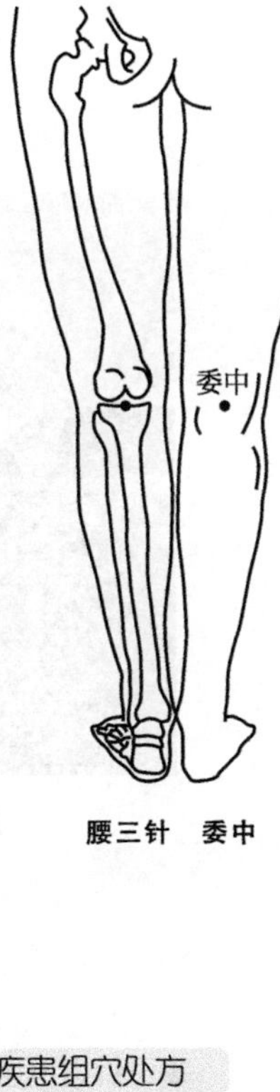

腰三针　委中

● 【刺灸图】

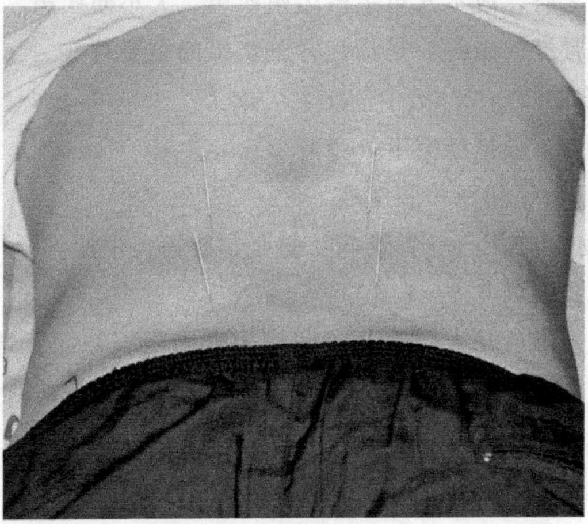

腰三针　肾俞、大肠俞刺法 1

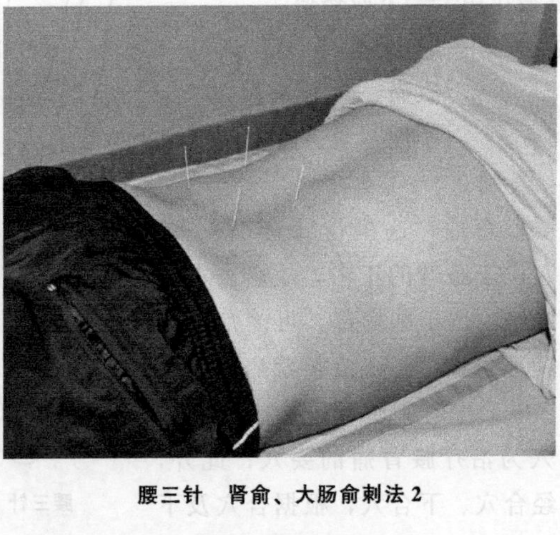

腰三针　肾俞、大肠俞刺法 2

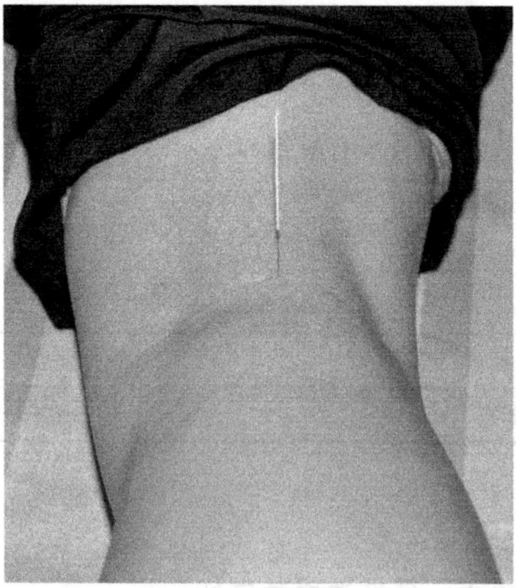

腰三针　委中刺法

【组方与主治】

“腰三针”由肾俞、大肠俞、委中组成，是靳老根据经脉循行组穴配方，专为腰部疾患而设。足少阴肾经与足太阳膀胱经互为表里，腰为肾之外府，足太阳膀胱经“抵腰中，入循膂，络肾，属膀胱，其支者，从腰中，挟背贯臀”；足少阴肾经“贯脊属肾，络膀胱，其直者，从肾上贯肝膈，入肺中”。因此，取肾俞、大肠俞为“以外应内”，属局部取穴；取委中乃根据“腰背委中求”，属远治作用。这种组方体现了“经脉所过，主治所及”的规律。三穴配伍，共奏行气活血、疏通经络、强壮腰脊之功。

现代研究表明[1]，“腰三针”是针对腰椎间盘突出部位进行针刺，促使表层纤维环或后纵韧带紧张，黄韧带收缩、压迫突出物使其稍变平，从而使椎管相应扩大，神经根受压减轻。若在此基础上进行电针刺激，产生的机械性动力可促使突出的髓核沿髓核突出通道还纳，增加局部血液循环，促进韧带-椎间盘间隙的血肿吸收，消除炎性介质，抑制伤害性信息的传导，缓解肌痉挛，减轻或消除神经根炎症水肿，从而使腰腿痛等临床症状消失。

【速记总结】

腰三针：
- 肾俞、大肠俞——近治作用
- 委中——远治作用

循经选穴 → 膀胱经穴，远近结合——性功能障碍、遗精、阳痿、月经不调

【临证配伍】

适应证	腰椎间盘突出症
常用配穴	腰三针、夹脊穴

【速记歌诀】

大肠肾俞与委中，循经选穴腰三针；
委中腘横纹正中，肾俞大肠二四椎；
疏通经脉强腰脊，远近结合腰痛设。

【研究进展】

腰椎间盘突出症（lumbar disc herniation）

1. 牟春梅[2]对150例腰椎间盘突出症患者进行定位整脊手法配合针刺腰三针治疗，推拿方法采用矢状位整脊法、冠状位多角度整脊法；针刺方法以腰三针为主穴，配合辨证取穴，总有效率为95.3%，提示腰椎定位整脊手法配合腰三针治疗腰椎间盘突出症疗效显著。

2. 金明[3]研究发现，使用腰三针为主配合腕踝针疗法治疗35例腰椎间盘突出症患者，总有效率达95.3%。治疗后，患者的疼痛情况、腰部活动功能均有不同程度的改善。

3. 吴晓东[4]采用圆利针疗法，以腰三针、病变夹脊穴为主，配合牵引治疗腰椎间盘突出症，疗效显著，总体有效率优于单纯针刺组。

参考文献

[1] 丁建江，许雪萍，韩建农等．腰三针配合手法复位治疗腰椎间盘突出症的疗效及肌电图分析．中国康复，2006，21（2）：98-99.

[2] 牟春梅，李吉平，王岩．定位整脊法配合腰三针治疗腰椎间盘突出症疗效观察．中国民康医学，2009，21（22）：2821，2848.

[3] 金明．腕踝针配合电针腰三针治疗腰椎增生症35例．针灸临床杂志，2008，24（9）：26.

[4] 吴晓东，褚振东．圆利针结合牵引为主治疗腰椎间盘突出症疗效观察．针灸临床杂志，2011，27（3）：21-22.

坐骨针（坐骨点、委中、昆仑）

【穴位简介】

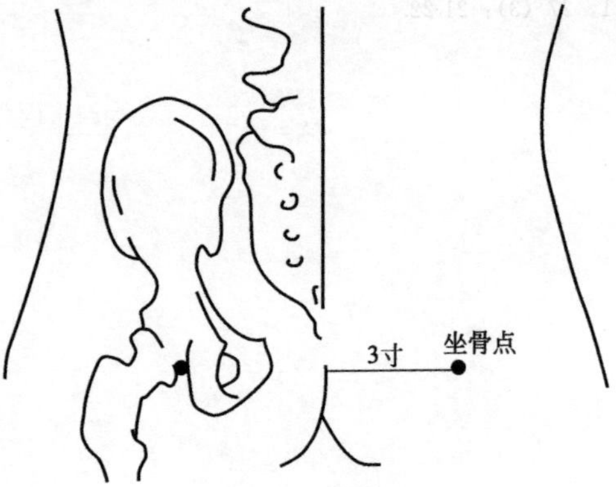

坐骨针　坐骨点

1. 坐骨点

定位：俯卧位，臀沟尽头部，后正中线旁开 3 寸处。

主治：坐骨神经痛。

刺灸法：直刺 2 寸。

释义："坐骨点"在臀沟尽头水平、后正中线旁开约 3 寸处，它不同于环跳。"坐骨点"应俯卧位取穴，靳老通过尸体解剖发现，人处于俯卧位时，"坐骨点"下刚好就是坐骨神经，而环跳必须取侧卧位并且要伸下腿、屈上腿才能取到，特殊的体位导致临床取穴不便且易造成取穴不准，故靳老提出靳氏环跳——"坐骨点"，可通过刺激坐骨神经直接起到治疗坐骨神经痛的作用，且此穴位于足太阳膀胱经循行路线上，故可疏通经络而活血止痛。

2. 委中

定位：腘横纹中点，当股二头肌腱与半腱肌肌腱的中间。

主治
- 近治作用——下肢痿痹
- 远治作用——腰腿痛
- 特殊作用
  - 小便不利、遗尿
  - 腹痛、吐泻

刺灸法：直刺 0.8～1.2 寸，以产生向小腿部放散之针感为宜。

释义：委，弯曲，这里指膝弯部；中，中央。穴位在膝弯的正中，故名。本穴属足太阳膀胱经之合穴，膀胱经循行于腰背部，《四总穴歌》中记载有“腰背委中求”，故本穴是治疗腰背疾患之要穴。

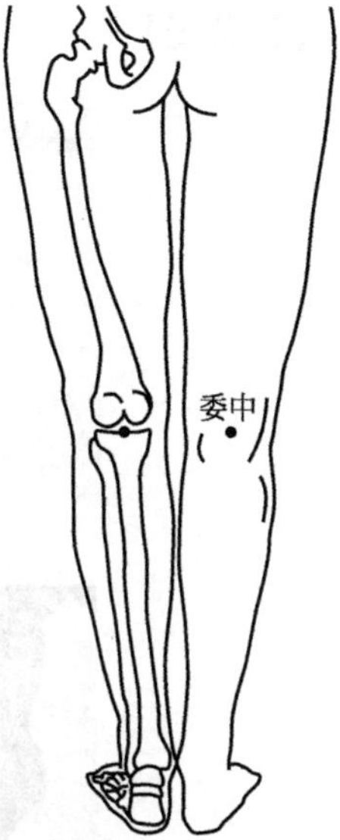

坐骨针　委中

3. 昆仑

定位：在外踝后方，当外踝尖与跟腱之间的凹陷处。

主治
- 近治作用——足踝肿痛
- 远治作用——腰骶头痛、头痛项强、癫痫
- 特殊作用——滞产

刺灸法：直刺 0.5～0.8 寸；孕妇禁针，经期慎用。

释义：昆仑，原为山名，穴在外踝骨高点之后下方，外踝骨突起伏如昆仑，故名。本穴属足太阳膀胱经之经穴，膀胱经循头部夹督脉向下循行于腰背、下肢，根据腧穴之远治作用，本穴善治头痛项强、腰背疼痛等症。又因本穴功擅行气活血，可用于滞产的治疗。

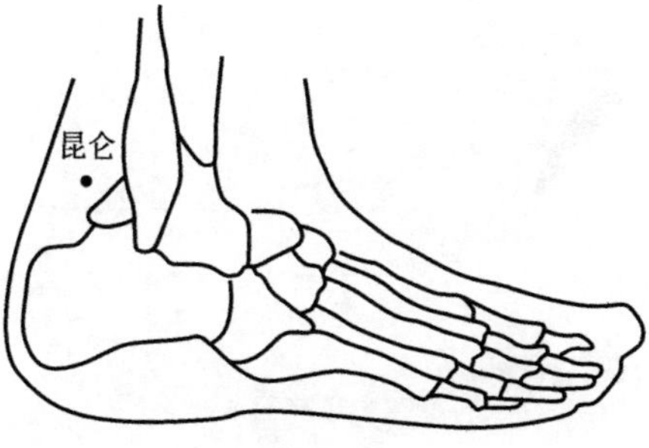

坐骨针　昆仑

【刺灸图】

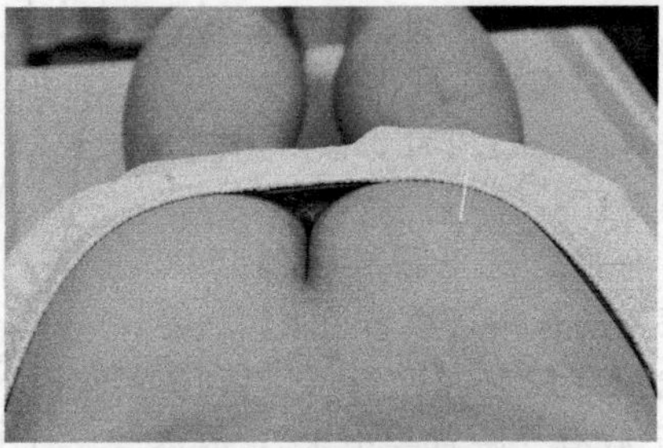

坐骨针　坐骨点刺法

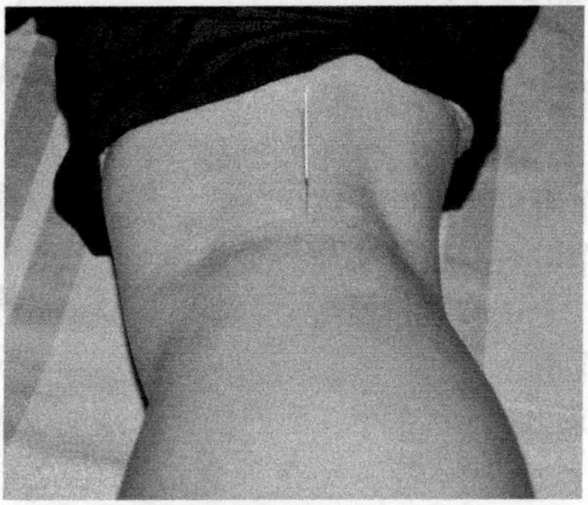

坐骨针　委中刺法

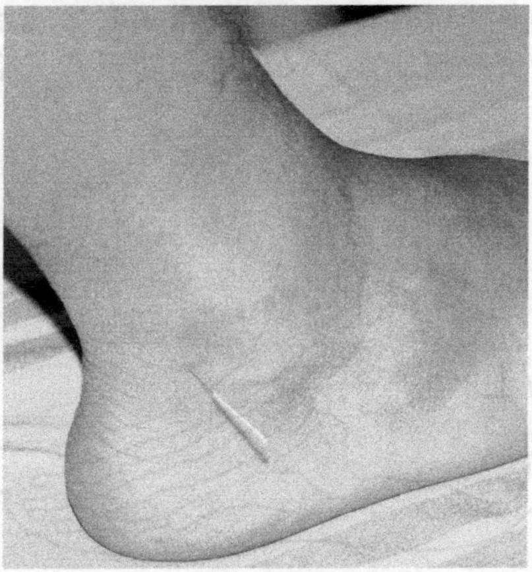

坐骨针　昆仑刺法

【组方与主治】

“坐骨针”由坐骨点、委中、昆仑三穴组成，为靳老根据经脉循行组穴配方。其中“坐骨点”为靳老通过尸体解剖发现，专为坐骨神经痛而设，因坐骨点下正当坐骨神经通过，故靳老提出以坐骨点替代环跳，可主治坐骨神经痛引起的神经通路疼痛、麻木等症状；委中和昆仑分别为膀胱经之合穴、经穴，根据“经脉所过，主治所及”的原理，同时《四总穴歌》中提出“腰背委中求”，故两穴皆有舒筋通络、散瘀活血之功，善治坐骨神经痛所引起的腰腿疼痛。本组穴组方远近结合、上下相迎，加强了通经止痛之功效，主治坐骨神经痛。

【速记总结】

坐骨针
- 坐骨点——靳氏环跳穴
- 昆仑——通经止痛
- 委中——腰背委中求

循经选穴 → 上下相迎、通经止痛——坐骨神经痛

【临证配伍】

适应证	腰痛	坐骨神经痛（沿大腿后正中放射）	坐骨神经痛（沿大腿外侧放射）
常用配穴	坐骨针、腰三针	坐骨针、殷门、承扶、承山	坐骨针、阳陵泉、风市

【速记歌诀】

委中昆仑坐骨点，循经选穴坐骨针；
臀沟旁开三寸处，又合腘窝外踝中；
上下相迎通经络，专治坐骨神经痛。

【研究进展】

椎间盘突出症（lumbar disc herniation）

邱云辉[1]以坐骨针、腰三针治疗椎间盘突出症，经治疗后，患者腰椎疾患临床观察评分（JOA）较治疗前显著提升，疼痛分级指数（PRI）和视觉模拟测定评分（VAS）则显著下降。在1个月后的随

访中发现，随访时患者的 PRI 和 VAS 评分低于疗程结束后的评分，提示三针疗法在治疗椎间盘突出症中具有近期和远期疗效。若在辨证基础上对患者下肢远端五输穴行以补泻手法，疗效更佳。

参考文献

[1] 邱云辉．针刺补泻手法对腰椎间盘突出症疗效影响研究．广州：广州中医药大学，2010：Ⅰ．

股三针（箕门、伏兔、风市）

【穴位简介】

1. 箕门

定位：在大腿内侧，当血海与冲门连线上，血海上 6 寸。

主治 {近治作用——腹股沟肿痛、下肢痿痹
远治作用——小便不通、遗尿

刺灸法：避开动脉，直刺 0.5～1.0 寸。

释义：箕，其踞，即张腿而坐，本穴位于大腿内侧上方，取穴时必须张腿而坐，因其取穴的体位而得名。根据其近治作用，本穴可用于治疗大腿局部病症；本穴属足太阴脾经，脾主运化水湿，根据其远治作用，本穴善治淋浊、遗尿、小便不通等泌尿系统病症。

2. 伏兔

定位：在髂前上棘与髌骨底外缘的连线上，髌骨外上缘上 6 寸。

主治 {近治作用——下肢痿痹、腰膝冷痛
远治作用——疝气

刺灸法：直刺 1.0～2.0 寸。

释义：伏，伏卧；兔，兔子。本穴位于大腿前面肌肉隆起处，形状像潜伏的兔子，故名。本穴属足阳明胃经，根据其近治作用，善治腿膝冷痛麻木、下肢痿痹、脚气、瘫痪等局部病变；另足阳明胃经经过小腹部，故本穴可用于治疗疝气。

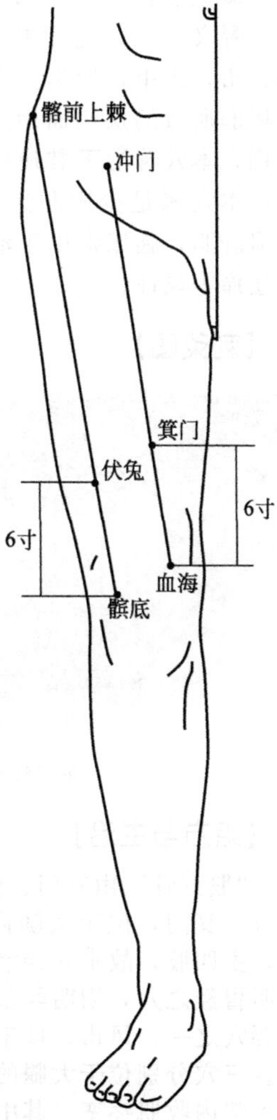

股三针　箕门、伏兔

3. 风市

定位：大腿外侧正中，腘横纹上 7 寸。

主治
- 近治作用——下肢痿痹、脚气等下肢疾患
- 特殊作用——遍身瘙痒

刺灸法：直刺 1～1.5 寸。

释义：风，这里指被风邪侵袭的疾病；市，集市，聚集。因为本穴可治疗多种风邪所致的疾病而用此名。根据其近治作用，本穴善治下肢痿痹、脚气等下肢疾患；本穴属足少阳胆经，善于疏风散邪、疏泄肝胆，临床常用于治疗肝病引起的遍身瘙痒等风证。

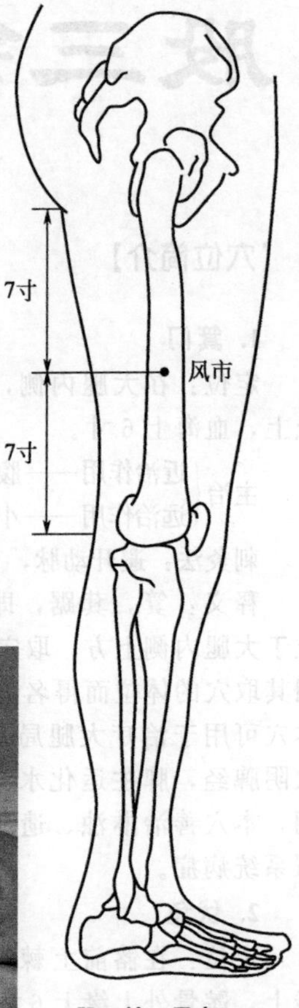

股三针　风市

【刺灸图】

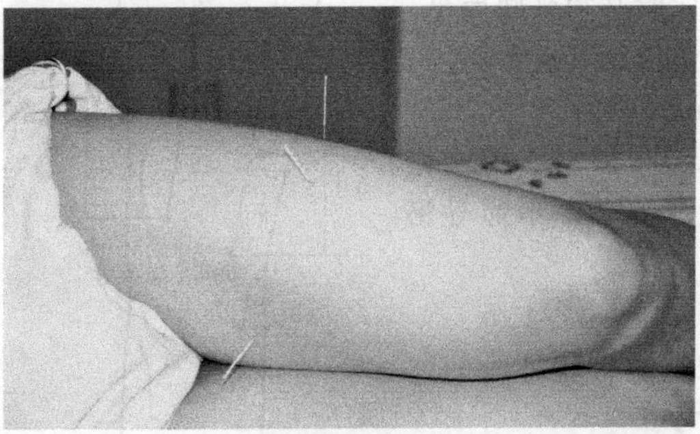
股三针刺法

【组方与主治】

“股三针”由箕门、伏兔、风市组成，为靳老根据病灶局部取穴配方。箕门，位于大腿内侧上方，为足太阴脾经之穴，脾在体合肌肉，主四肢，故本穴善治下肢痿痹；伏兔，位于大腿外侧前方，为足阳明胃经之穴，阳明经多血多气，刺之可舒筋活络，为治疗下肢痿痹之要穴之一；风市，位于大腿外侧正中，属足少阳胆经，善治下肢疾患。三穴分别位于大腿的内侧、外侧、前方，主治脑性瘫痪患者常见的大腿内收肌痉挛。其中箕门位于大腿内侧，可疏通局部经络气血，缓解痉挛；伏兔、风市位于大腿外侧、前方，刺之可起到拮抗大腿内

收肌的作用，同样可缓解痉挛，三穴合用，增强疗效。

【速记总结】

股三针：
- 箕门——大腿内侧
- 伏兔——大腿前方
- 风市——大腿外侧

局部取穴 ↓ 缓解痉挛，适用脑瘫——大腿内收肌痉挛

【临证配伍】

适应证	脑性瘫痪
常用配穴	主穴：四神针、智三针、脑三针、颞三针 上肢瘫痪：配手三针 下肢瘫痪：配足三针 听力障碍：配耳三针 语言障碍：配舌三针 智力障碍：配足智针、手智针 注意力不集中：配定神针 大腿内收肌痉挛：配股三针

【速记歌诀】

箕门风市与伏兔，局部取穴股三针；
箕门大腿内侧取，风市伏兔外前方；
舒筋活络行气血，专治脑瘫腿痉挛。

【研究进展】

脑性瘫痪（cerebral palsy）

袁青[1]以靳三针疗法为主（详见“临证配伍”）治疗 30 例脑性瘫痪儿童，每周 6 次，2 个月后，治疗组患儿的小儿脑瘫粗大运动评价量表评分较治疗前有所改善，其中患儿在跪爬、坐、站等功能区上的改善程度较为显著。

参考文献

[1] 袁青，王琴玉，靳瑞．头穴不同留针时间治疗小儿脑性瘫痪对照观察．中国针灸，2006，26（3）：209-211.

膝三针（膝眼、血海、梁丘）

【穴位简介】

1. 膝眼

定位：屈膝，在髌韧带两侧凹陷处，分内、外膝眼，共两穴。

主治：膝痛。

刺灸法：屈膝，每次取两穴，向内侧刺1～1.5寸，勿刺入关节腔。

释义：本穴为经外奇穴，位于膝盖下的凹陷处，形似膝盖的眼睛，故名。根据其近治作用，善于治疗膝关节病变（如膝骨关节炎等）。

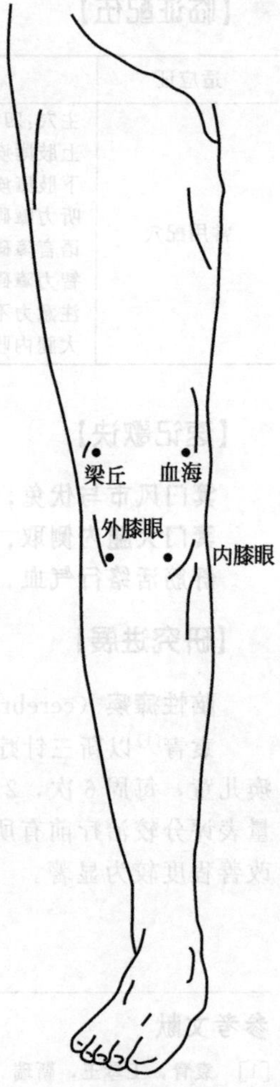

膝三针

2. 血海

定位：在大腿内侧，髌底内侧端上2寸，当股四头肌内侧头的隆起处；屈膝取穴。

主治：
- 近治作用——下肢痿痹
- 远治作用——月经病：月经不调、痛经、闭经、崩漏
- 特殊作用——血热性皮肤病：湿疹、风疹、神经性皮炎

刺灸法：直刺1～1.2寸。

释义：血，血液；海，海洋。中医认为脾统率血液，本穴为脾血归聚的地方，犹如海洋一样深广，故名。本穴属足太阴脾经，根据其近治作用，善于治疗下肢痿痹等下肢疾患。脾主运化、主统血，故本穴是调经之要穴，善治月经不调、痛经等妇科疾患。本穴为血证要穴，善于凉血活血而治疗血热性皮肤疾患。

3. 梁丘

定位：屈膝，在大腿前面，当髂前上棘与髌底外侧端连线上，髌底上2寸。

主治
- 近治作用——膝髌肿痛、下肢不遂
- 远治作用——乳痈、乳痛等乳疾
- 特殊作用——急性胃病

刺灸法：直刺1～1.2寸。

释义：本穴在股直肌和股外侧肌之间，穴前如梁，穴后隆如丘，故名。本穴属胃经郄穴，善于治疗急性胃痛等胃疾。血海、梁丘为相对穴，相对穴是指位置相对、互为表里的穴位，主治也往往有相似之处，临床上可以配合使用，共同主治某一种疾病，血海、梁丘常相互透刺，共同主治下肢局部病症。

【刺灸图】

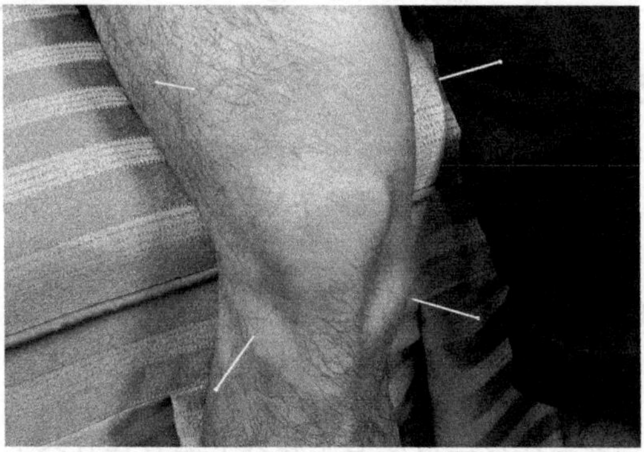

膝三针刺法

【组方与主治】

“膝三针”由梁丘、血海和内、外膝眼组成，为靳老根据病灶局部选穴组方。梁丘属足阳明胃经，血海属足太阴脾经，两穴位置相对、互为表里，为一对相对穴，常配合应用，采用透刺法，治疗下肢局部病症；膝眼，分内膝眼、外膝眼，两穴位于膝关节下方内外，同样位置相对，为临床治疗膝关节病变的要穴。“膝三针”分别位于膝关节四周，可疏通局部经气，促进局部血液循环的改善，对局部病变的恢复有重要意义，临床常用于治疗膝骨关节炎、风湿性关节炎、类风湿关节炎等引起的膝痛等。

【速记总结】

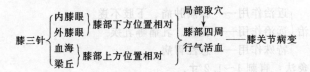

膝三针：
- 内膝眼、外膝眼——膝部下方位置相对
- 血海、梁丘——膝部上方位置相对

局部取穴 → 膝部四周 → 行气活血——膝关节病变

【临证配伍】

适应证	老年膝关节退行性骨关节炎
常用配穴	主穴：膝三针 行痹：配风池、膈俞 痛痹：配肾俞、关元 着痹：配阴陵泉、足三里 热痹：配大椎、风池

【速记歌诀】

膝眼血海与梁丘，局部取穴膝三针；
血海梁丘膝上取，内外膝眼膝下寻；
行气活血通经络，专治膝部诸疾患。

【研究进展】

老年膝关节退行性骨关节炎

郑欣[1]以膝三针为主治疗老年膝关节退行性骨关节炎，每周3次，9次为1个疗程。2个疗程后观察发现，患者的简式MPQ疼痛问卷表、膝关节退行性骨关节炎严重程度计分标准（Lequesne MG）、加拿大WOMAC膝关节退行性骨关节炎症状及肢体功能评定指数和膝关节退行性骨关节炎治疗效果判定标准（JOA）均有不同程度的改善，总有效率为77.42%；膝三针配合艾灸组总有效率可达93.33%。

参考文献

[1] 郑欣．膝三针配合艾灸治疗老年膝关节退行性骨关节炎临床研究．广州：广州中医药大学，2009：Ⅰ-Ⅱ．

踝三针（解溪、太溪、昆仑）

【穴位简介】

1. 解溪

定位：在足背与小腿交界处的横纹中央凹陷中，当踇长伸肌腱与趾长伸肌腱之间。

主治：
- 近治作用——下肢、踝关节疾患
- 远治作用：
  - 头目疾患：头痛、眩晕、癫狂
  - 胃肠病症：腹胀、便秘

刺灸法：直刺 0.8～1 寸。

释义：解，分解；溪，形容凹陷；本穴位于足踝关节处，穴当两肌腱之间凹陷如溪谷之状，故名。本穴归属足阳明胃经，根据近治作用，可主治足踝关节疾患；根据其远治作用，可主治胃肠病症及头目疾患。

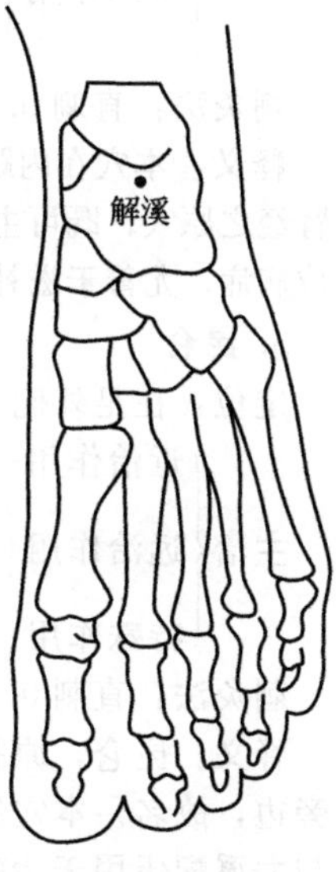

踝三针　解溪

2. 太溪

定位：在足内侧，当内踝尖与跟腱之间的凹陷处。

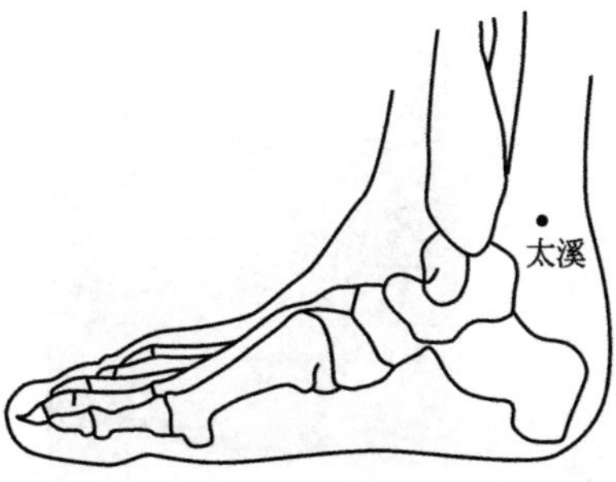

踝三针　太溪

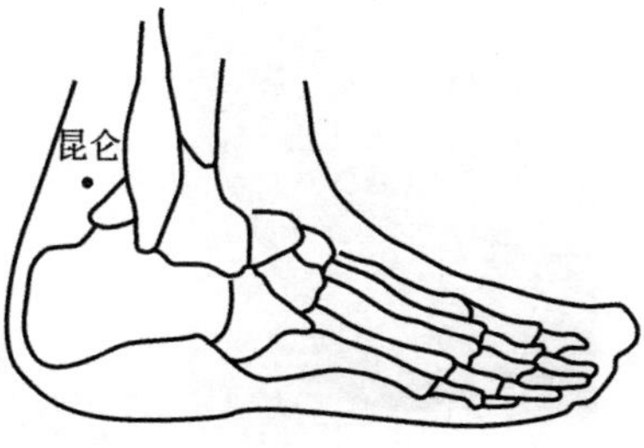

踝三针　昆仑

主治
- 近治作用——足跟痛、足踝肿痛
- 远治作用
  - 妇科病——月经不调
  - 前阴病——小便频数、便秘
  - 肺系疾患——咳嗽、气喘、咯血、胸痛
- 特殊作用
  - 肾阴虚证：头痛、眩晕、失眠、健忘、咽喉肿痛、牙痛、耳鸣耳聋
  - 肾阳虚证：下肢厥冷、遗精、阳痿

刺灸法：直刺 0.5～0.8 寸。

释义：本穴在内踝与跟腱之间，形如溪谷之处，故名。本穴为足少阴肾经之原穴，既可主治局部病症如足踝肿痛，又可主治肾经循行经过部位病症，尤善于滋补肾中元阴元阳，为温阳补肾、滋阴益肾之要穴。

3. 昆仑

定位：在足外侧，当外踝尖与跟腱之间的凹陷处。

主治
- 近治作用——足踝肿痛
- 远治作用
  - 头痛项强、腰骶疼痛
  - 癫痫
- 特殊作用——滞产

刺灸法：直刺 0.5～0.8 寸；孕妇禁针，经期慎用。

释义：昆仑，原指高山，这里形容外踝高突和山一样，穴位在它的旁边，故名。本穴属足太阳膀胱经，与太溪位置相对、表里相应，常与太溪配伍用于治疗足踝扭伤等局部病症。根据其远治作用，本穴还可用于治疗头项、腰背疾患。又因本穴功擅行气活血，可用于滞产的治疗。

【刺灸图】

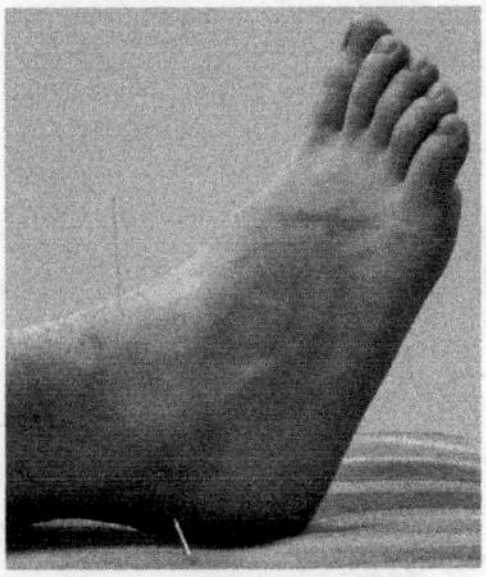

踝三针　解溪、昆仑刺法

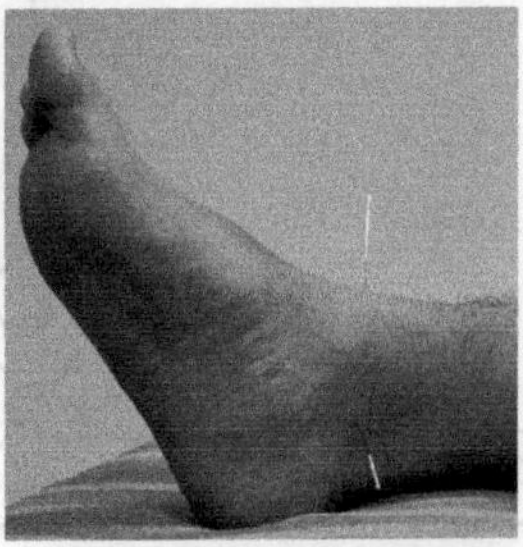

踝三针　解溪、太溪刺法

【组方与主治】

"踝三针"由解溪、太溪、昆仑组成，为靳老根据病灶周围组穴配方，三穴均在踝关节周围，对局部病变的恢复有重要意义。解溪，属足阳明胃经之经穴，正位于踝关节上方，为舒筋利节之常用要穴，对于足踝扭伤等足部疾病非常有效；太溪为足少阴肾经输穴、原穴，昆仑为足太阳膀胱经之经穴，两穴均位于跟腱与踝关节之间，位置相对、表里相应，为一组相对穴，是治疗踝关节疾病的有效穴组。故踝三针可主治踝关节的各种病症。

临床解剖发现，本组穴下有胫神经、腓神经、踇长伸肌腱、趾长伸肌腱、趾长屈肌腱、胫骨后肌腱等与踝关节运动相关的神经、肌腱，提示针刺本组穴位对治疗踝关节运动障碍及跟腱炎等疾病有一定作用。

【速记总结】

踝三针：
- 解溪——足踝上方
- 太溪——足踝内侧
- 昆仑——足踝外侧

局部取穴 → 踝部三穴，专治足疾——足部病症：踝关节肿痛、活动障碍、足跟痛

【临证配伍】

适应证	中风后偏瘫	关节损伤
常用配穴	颞三针、四神针、手三针、足三针、舌三针、肩三针、股三针、踝三针、	肩三针、腰三针、膝三针、踝三针

【速记歌诀】

解溪太溪与昆仑，局部取穴踝三针；
解溪位居踝上方，太溪昆仑内外侧；
舒筋活血通经络，足踝疼痛针下除。

【研究进展】

1. 中风后偏瘫（hemiparalysis after apoplexy）

黄庆祝[1]使用三针疗法（颞三针、四神针、手三针、足三针、舌

三针、肩三针、股三针、踝三针）配合经络推拿治疗 80 例中风后偏瘫患者，经过 4 周治疗后，患者的改良 Ashworth 评分较治疗前显著降低，Fugl-Meyer 上肢运动功能（FMA）评分上下肢评分及总积分均较治疗前增加，疗效优于单纯经络推拿组。郎建英[2]治疗 115 例中风后痉挛性瘫痪患者，随机分为靳三针疗法（颞三针、挛三针、腕三针、踝三针等）组 36 例、康复疗法组 42 例和靳三针疗法结合康复疗法组 37 例。结果显示，靳三针疗法结合康复疗法组在改善中风后痉挛性偏瘫的神经功能缺损、综合功能、上肢运动功能等方面的疗效优于单纯靳三针疗法组和康复疗法组，表明靳三针疗法与康复疗法的结合可以相互加强改善中风后痉挛性偏瘫患者神经功能、综合功能和上肢运动功能的作用。

2. 小儿脑瘫（infantile cerebral palsy）

穆国忠等[3]以三针疗法（颞三针、手三针、足三针、踝三针、腰三针、膝三针）配合康复训练治疗 152 例脑瘫患儿，经过 30 次治疗后，患儿在肌力、肢体活动、独立翻身、坐起、扶物行走等方面的改善情况均优于单纯康复训练组。

3. 预防关节损伤

黄秀容[4]观察靳三针对预防运动员关节损伤的作用：110 例无关节损伤志愿者按照自身意愿分为试验组和常规组。试验组以肩三针、腰三针、膝三针或踝三针治疗，常规组不做任何措施，但发生相应关节损伤后进行靳三针治疗。经研究证实，试验组在降低腰和膝关节的损伤程度上有显著效果，且在发生关节损伤后，能明显缩短损伤治愈的疗程。提示靳三针对预防运动员关节损伤有一定效果。

参考文献

[1] 黄庆祝．靳三针结合经络推拿治疗中风后遗症临床疗效观察．广州：广州中医药大学，2010：27-36.

[2] 郎建英．靳三针疗法结合康复训练治疗缺血性中风后痉挛性偏瘫的疗效研究．广州：广州中医药大学，2011：Ⅰ-Ⅳ.

[3] 穆国忠，徐国崇，郑颖杰．针灸结合康复训练治疗脑性瘫痪患儿 152 例临床探究．中国中西医结合儿科学，2009，1（3）：230-231.

[4] 黄秀容．逆针灸预防运动员关节损伤应用研究．广州：广州中医药大学，2010：11-19.

痿三针（上肢痿：合谷、曲池、尺泽）（下肢痿：足三里、三阴交、太溪）

● 【穴位简介】

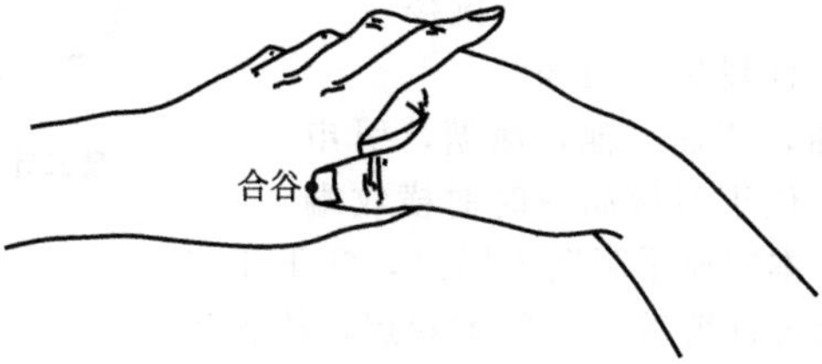

痿三针　合谷

1. 上肢痿

（1）合谷

定位：在手背，第1、第2掌骨间，约平第2掌骨中点处。

主治：
- 近治作用——手指麻木、屈伸不利
- 远治作用：
  - 头面部疾患：口眼歪斜、齿痛、鼻衄
  - 外感热证
- 特殊作用——痛证：头痛、腹痛、痛经

刺灸法：直刺0.5～1寸，孕妇禁针。

释义：合，会合；谷，山谷。因本穴在拇指、食指相合之处，形如山谷之中间，故名。本穴属手阳明大肠经，现代研究证实，本穴穴下神经、肌肉、血管非常丰富，针刺合谷既能改善局部血液循环，又能对中枢神经系统不同的脑功能分区产生影响，从而促进神经功能的恢复，故本穴为治疗上肢痿痹的要穴。本穴还为行气活血、清热止痛之要穴，在全身体表腧穴中，本穴为治疗范围最为广泛的腧穴之一，具有全身性的治疗作用。

（2）曲池

定位：屈肘，成直角，当肘横纹外侧端与肱骨外上髁连线的中点。

主治
- 近治作用——上肢痿痹、手臂肿痛
- 远治作用
  - 胃肠病：腹痛、吐泻
  - 热证：咽喉肿痛、发热
  - 皮肤病：风疹、湿疹

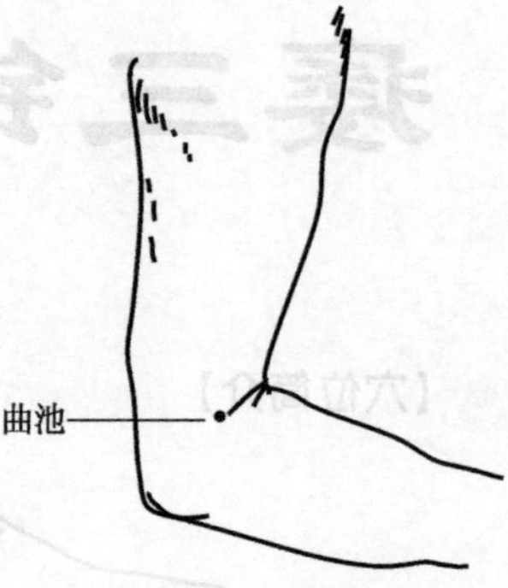

痿三针　曲池

刺灸法：直刺 0.5～1 寸。

释义：曲，弯曲；池，池塘，引申为凹陷；本穴位于肘臂屈曲时肘横纹端凹陷，故名。本穴属手阳明大肠经，穴下正当肱骨外上髁上方前臂腕长伸肌附着点，故善治上肢瘫痪、手臂肿痛等局部病症；因本穴功擅祛风退热，临床上常用于五官热证、皮肤病、胃肠病等疾病的治疗。

（3）尺泽

定位：在肘横纹中，肱二头肌腱桡侧凹陷处。

主治
- 近治作用——肘臂挛痛、上肢瘫痪
- 远治作用——感冒、咳嗽、气喘
- 特殊作用——急性吐泻

刺灸法：直刺 1～1.5 寸。

释义：前臂其长如尺，故《黄帝内经》常将其称为“尺”，是相对于“寸”而言的，古时常将腕关节处称为“寸”或“寸口”，肘关节处称为“尺”；泽，水之所聚之处，本穴位于肘关节处的凹陷，故名。本穴为手太阴肺经合穴，位于前臂肱二头肌腱尺侧缘，根据其近治作用，善于治疗上肢痿痹；且因具有清热宣肺之功效，临床常用于治疗肺经实热证。《难经》：“合主逆气而泄”，故还可用于治疗急性吐泻。

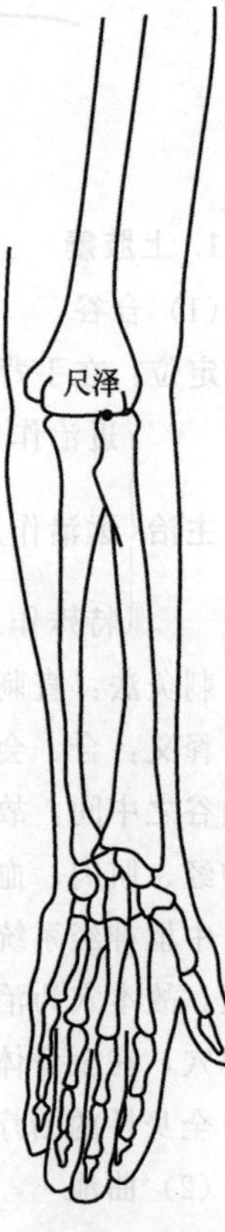

痿三针　尺泽

2. 下肢痿

（1）足三里

定位：在小腿前外侧，当犊鼻下 3 寸，胫骨前嵴外一横指。

主治
- 近治作用——下肢疾患
- 远治作用——胃肠病：胃痛、呕吐、呃逆、腹痛、泄泻、便秘
- 特殊作用——强壮保健：体虚瘦弱、心悸、气短

刺灸法：直刺 1～2 寸，强壮保健常用灸法。

释义：足，足部；里，寸。因本穴在膝下 3 寸，故名。本穴为足阳明胃经合穴、下合穴，根据其近治作用及"治痿独取阳明"之理论，善治下肢痿痹；此外，本穴为调理脾胃之要穴，对于胃肠道疾患如呕吐、呃逆、泄泻、便秘均可选用此穴治疗；因本穴具有补中益气、补益气血、扶正祛邪之功，还为全身强壮保健要穴。

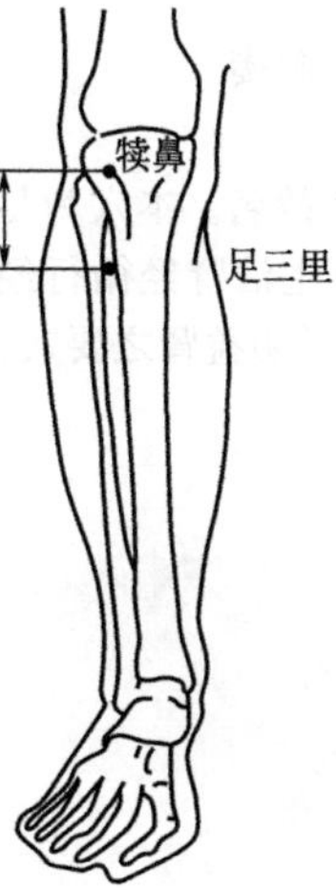

痿三针　足三里

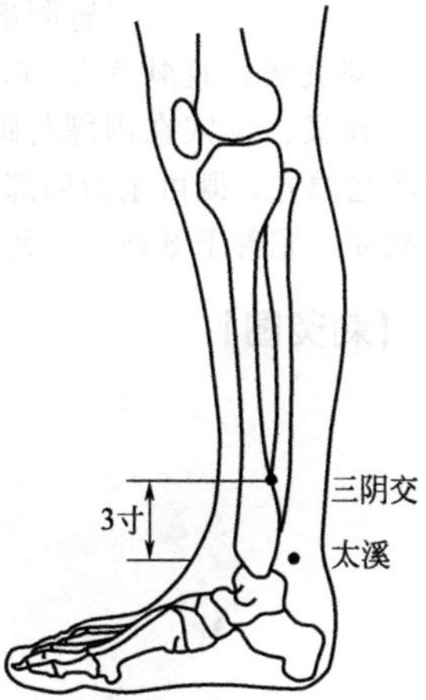

痿三针　三阴交、太溪

（2）三阴交

定位：在小腿内侧，当足内踝尖上 3 寸，胫骨内侧缘后方。

主治
- 近治作用——下肢痿痹
- 远治作用
  - 脾胃病：腹胀、腹泻
  - 生殖泌尿系统疾病：遗精、阳痿、遗尿、不孕、小便不利
  - 妇科病：月经不调、阴挺、难产
- 特殊作用——阴虚诸症：失眠、眩晕、腰膝酸软

刺灸法：直刺 1～1.5 寸；孕妇禁针。

释义：本穴虽归属于足太阴脾经，但为足太阴脾经、足少阴肾经、足厥阴肝经三阴经之交会穴，故名三阴交。本穴位于下肢踝关节上方，为临床治疗下肢痿痹的常用要穴；且具有健脾益气、疏肝活血、滋阴补肾之功效，善治妇科病及阴虚诸症。

(3) 太溪

定位：在足内侧，当内踝尖与跟腱之间的凹陷处。

主治
- 近治作用——足跟痛、足踝肿痛
- 远治作用
  - 妇科病——月经不调
  - 前阴病——小便频数、便秘
  - 肺系疾患——咳嗽、气喘、咯血、胸痛
- 特殊作用
  - 肾阴虚证：头痛、眩晕、失眠、健忘、咽喉肿痛、齿痛、耳鸣耳聋
  - 肾阳虚证：下肢厥冷、遗精、阳痿

刺灸法：直刺 0.5～0.8 寸。

释义：本穴在内踝与跟腱之间形如溪谷之处，故名。本穴为足少阴肾经之原穴，既可主治局部病症如足踝肿痛，又可主治肾经循行经过部位病症，尤善于滋补肾中元阴元阳，为温阳补肾、滋阴益肾之要穴。

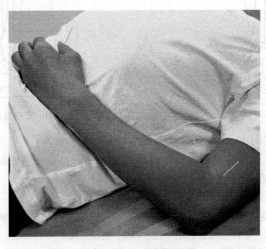

●【刺灸图】

痿三针　上肢痿刺法

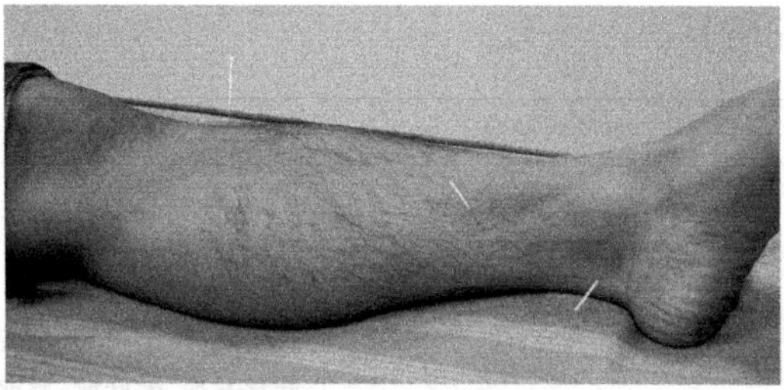

痿三针　下肢痿刺法

【组方与主治】

痿证是指肢体筋脉弛缓、痿软无力，日久伴有肢体麻木、肌肉萎缩为主症的一类病症。根据痿证临床证候特点，靳老将“痿三针”分为两组：上肢痿取合谷、尺泽、曲池；下肢痿取足三里、三阴交、太溪。“痿三针”为靳老根据经脉循行组穴选方。《黄帝内经》“治痿独取阳明”之理论在历代痿证的论治中都有非常深远的影响，阳明经多气多血，为气血生化之源，且阳明主润宗筋，故靳老选取手阳明经之曲池、合谷，足阳明经之足三里作为主穴。痿证早期之病因病机多为外感湿热邪毒，高热不退，导致肺热津伤，不能输布津液，故选用肺经之合穴尺泽，可起到宣肺泻热之功效。痿证后期多累及肝、肾，出现腰膝酸软、肌肉萎缩严重等肝肾亏损之证候，故选用肾经之原穴太溪滋补肾中元阴元阳、足三阴经之交会穴三阴交起到健脾益气、疏肝活血、滋阴补肾之功效。

本组穴位上下相迎，远近结合，临床中风后肢体偏瘫、运动神经元病、重症肌无力、吉兰-巴雷综合征、急慢性脊髓炎、周围神经损伤等归属于中医痿证范畴的疾病，可选取本组穴位治疗。

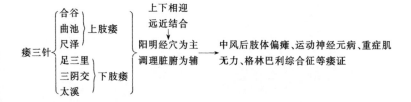

【速记总结】

痿三针：
- 合谷、曲池、尺泽 —— 上肢痿
- 足三里、三阴交、太溪 —— 下肢痿

上下相迎，远近结合 → 阳明经穴为主，调理脏腑为辅 → 中风后肢体偏瘫、运动神经元病、重症肌无力、格林巴利综合征等痿证

【临证配伍】

适应证	中风后偏瘫	痿症
常用配穴	痿三针、颞三针、四神针	主穴：痿三针 肺热：配肺俞、大椎 湿热：配阴陵泉、脾俞 脾胃亏虚：配关元、中脘 肝肾亏损：配肝俞、肾俞、悬钟

【速记歌诀】

痿三针穴分两组，经脉循行兼辨证；
合谷曲池与尺泽，三里太溪三阴交；
疏通经络行气血，调理脏腑疗痿疾。

【研究进展】

中风后偏瘫

谢心等[1]运用“颞三针”、“痿三针”、“四关穴”，配合辨证取穴，治疗急性脑梗死患者肢体运动障碍 65 例，每日 1 次，15 次为 1 个疗程，经过 3 个疗程的治疗后，总有效率达 84.62%。

参考文献

[1] 谢心，张晓东．“三针疗法”结合“四关穴”治疗急性脑梗死患者偏瘫 65 例．江苏中医药，2004，25（2）：41-42.

乳三针（乳根、膻中、肩井）

【穴位简介】

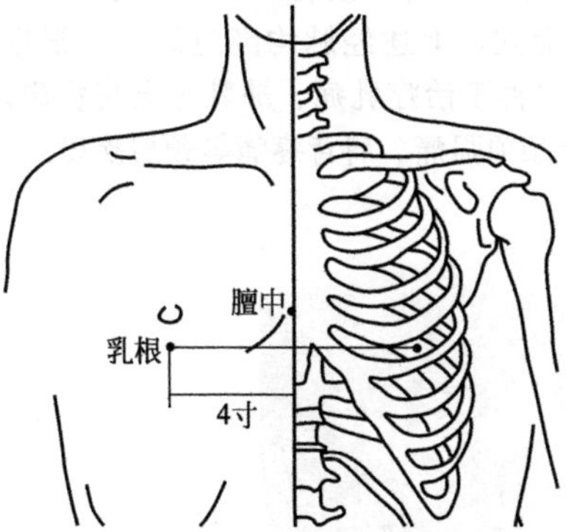

乳三针　乳根、膻中

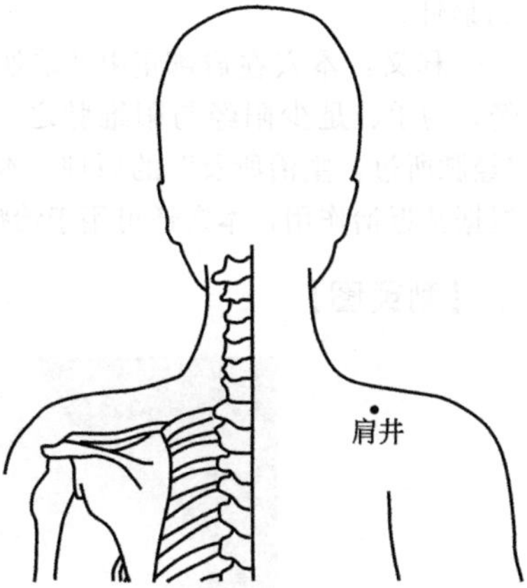

乳三针　肩井

1. 乳根

定位：在胸部，当乳头直下，乳房根部，第5肋间隙，距前正中线4寸。

主治：乳部疾病——乳痈、乳癖、乳少。

刺灸法：斜刺0.5～0.8寸。

释义：本穴当乳房之根部，故名。据其近治作用，本穴善治乳痈、乳痈、乳少、胸痛、胸闷等局部病症。

2. 膻中

定位：在胸部，当前正中线上，平第4肋间隙，两乳头连线的中点。

主治：
- 气机不畅病症：咳嗽、气喘、呃逆、胸痹心痛、心悸、心烦
- 胸乳病症：乳痈、乳癖、乳少

刺灸法：平刺0.3～0.5寸。

释义：膻中，指胸腔中央。本穴属任脉，八会穴之气会。气会为

宗气所聚之处，故本穴善治咳嗽、气喘、气短等气机不畅病症。本穴亦为心包之募穴，故兼疗胸痹、心痛、心悸、心烦等心胸疾患。

3. 肩井

定位：在肩上，前直乳中，当大椎与肩峰端连线的中点。

主治{近治作用——颈项强痛、肩背痛、上肢不遂
特殊作用——乳痈、缺乳等乳房疾患

刺灸法：直刺或斜刺 0.5～0.8 寸，内有肺尖，慎不可深刺。孕妇禁针。

释义：本穴在肩部正中凹陷处，犹如深井，故名。本穴属足少阳胆经，为手、足少阳经与阳维脉之交会穴，上述经脉均经过胸前，根据“经脉所过，主治所及”的原理，本穴善于治疗乳痈、缺乳等乳房疾患。根据其近治作用，本穴还可用于治疗颈项强痛、肩背疼痛等颈肩疾患。

【刺灸图】

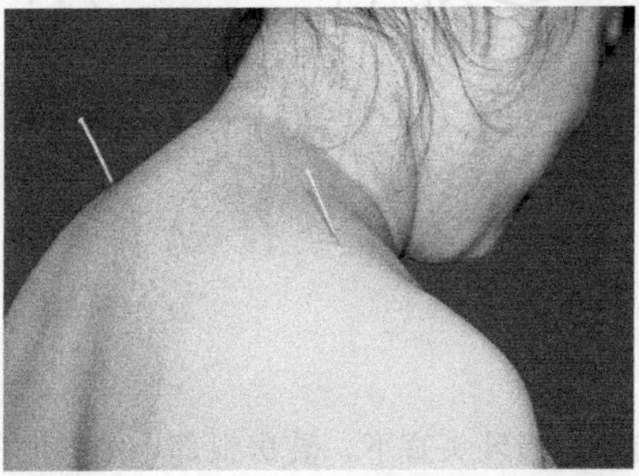

乳三针　肩井刺法

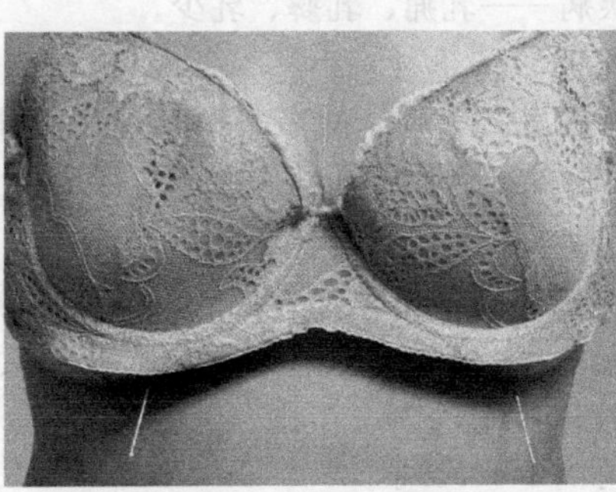

乳三针　乳根、膻中刺法

【组方与主治】

“乳三针”由乳根、膻中、肩井组成，是靳老根据经脉循行组穴配方。乳根，为足阳明胃经穴，位于乳房下部，足阳明胃经的循行与乳房关系密切，故本穴有通络催乳的作用；膻中，穴属任脉，位于两乳之间，任脉为“阴脉之海”，与冲脉相资，而妇人以冲任为本，乳房之生理直接受冲任二脉经气盈亏的调节，冲任失调是乳腺增生发病的总病机，膻中能调理冲任而具宽胸理气通乳之功；肩井，足少阳胆经穴，且为手足少阳经与阳维脉之交会穴，上述经脉均经过胸前，故本穴善治乳房疾病。本组穴位远近结合，上下相迎，体现了“经脉所过，主治所及”的针灸治疗方法，主治乳腺增生、乳汁不足、乳痛等乳房疾病。

【速记总结】

乳三针：
- 乳根、膻中——局部取穴
- 肩井——循经远取

循经取穴↓远近结合、乳疾要穴——乳腺增生、乳汁不足、乳痛等乳疾

【临证配伍】

适应证	乳腺增生	产后缺乳
常用配穴	主穴：乳三针、天宗、屋翳、合谷、足三里 肝火上炎：配太冲、行间、阳陵泉等 肝肾阴虚：配太溪、肝俞、肾俞等 气血虚弱：配足三里、气海、脾俞、胃俞等 冲任失调：配血海、关元、肾俞、三阴交等 月经不调：配三阴交、关元 胸闷、肩背困痛：配期门、外关 带下异常：配带脉 食少纳呆：配天枢等	乳三针、少泽、期门、足三里、太冲

【速记歌诀】

乳根膻中与肩井，远近结合乳三针；
乳根膻中局部取，肩井肩部凹陷中；
宽胸理气通乳络，乳部疾患宜选取。

【研究进展】

1. 乳腺增生（hyperplasia of mammary glands）

目前针灸治疗乳腺增生症主要采用局部取穴与辨证取穴相结合的方式，其中膻中、乳根、肩井均为使用频率较高的穴位[1]。常用配穴主要包括辨证配穴与症状配穴（详见“临证配伍”）。

关于膻中的实验研究[2]结果显示，膻中红外辐射强度较非穴对照点降低，在一定程度上反映了乳腺增生病患者冲任失调的病理本质，提示在乳腺增生的病理状态下，以膻中为代表的任脉系统可能处于一种偏虚证的状态。故临床选取膻中治疗乳腺增生症可起到调理冲任、宽胸理气之功。

2. 产后缺乳（puerperal hypogalactia）

在目前西医治疗产后缺乳缺乏有效治疗措施之时，针灸不失为一种有效治疗措施。治疗方法包括针刺、艾灸、推拿、穴位揉压等[3]，效果显著，起效较快。赵彦等[4]采用针灸治疗产后缺乳 30 例，主穴：膻中、乳根、少泽；配穴：足三里、太冲。结果显示，90%的患者在针刺 1 次后，均有不同程度的乳汁增加，针刺 3～5 次后疗效更加明显，可完全满足婴儿需求。

参考文献

[1] 高邈．近年来针灸治疗乳腺增生症概况．针灸临床杂志，2009，25（12）：48-51.

[2] 应荐，沈雪勇，丁光宏．乳腺增生患者膻中穴体表红外辐射光谱探讨．中国针灸，2008，28（7）：499-502.

[3] 徐彩凤．产后缺乳的中医药治疗研究进展．中国社区医师：医学专业，2011，13（4）：112.

[4] 赵彦，郭晖．针灸治疗产后缺乳 30 例疗效观察．河北中医，2004，26（8）：616.

背三针（风门、大杼、肺俞）

【穴位简介】

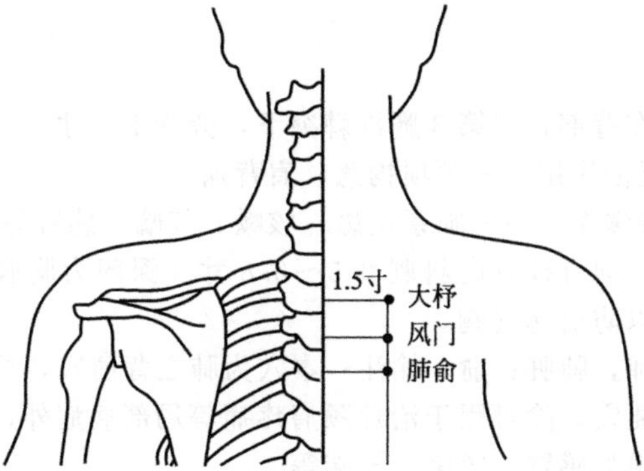

背三针

1. 风门

定位：背部，当第 2 胸椎棘突下，旁开 1.5 寸。

主治{近治作用——肩背痛
特殊作用——肺系疾病：感冒、咳嗽、哮喘、肺结核

刺灸法：向脊柱方向斜刺 0.5～0.8 寸。深部为胸膜及肺脏，故不宜深刺，以防引起气胸。

释义：风，指风邪；门，出入之门户。本穴位于第 2 胸椎棘突下旁开 1.5 寸，与肺俞位置临近，为肺气出入及风邪侵入之门户，主治风疾，故名。本穴除用于主治局部病症如肩背疼痛外，还善于治疗感冒、咳嗽、哮喘等肺系疾患。

2. 大杼

定位：背部，当第 1 胸椎棘突下，旁开 1.5 寸。

主治{近治作用——颈项拘急、肩背痛
特殊作用{腰痛、膝痛等骨病
感冒、哮喘等肺疾

刺灸法：向脊柱方向斜刺 0.5～0.8 寸。深部为胸膜及肺脏，故不宜深刺，以防引起气胸。

释义：大，长、大；杼，古指织布的梭子；脊旁肌肉长大，本穴位于杼行肌肉之起端，故名。本穴属足太阳膀胱经，八会穴之骨会，刺之可疏通局部气血，不仅善治颈项强痛、肩背痛等颈肩局部病症，还善通利骨节，可应用于全身骨骼疾患。另本穴位于背部上方，风邪侵袭人体，背部首当其冲，又本穴临近风门，故可用于治疗各种风证。

3. 肺俞

定位：在背部，当第 3 胸椎棘突下，旁开 1.5 寸。

主治{近治作用——颈项拘急、肩背痛
特殊作用——肺系疾患：咳嗽、气喘、感冒等

刺灸法：向脊柱方向斜刺 0.5～0.8 寸。深部为胸膜及肺脏，故不宜深刺，以防引起气胸。

释义：肺，肺脏；俞，输注；本穴为肺之背俞穴，故名。是治疗肺脏疾病的要穴，除可用于治疗颈肩疼痛等局部病症外，还善于治疗一切肺系疾患如感冒、咳嗽、气喘等。

●【刺灸图】

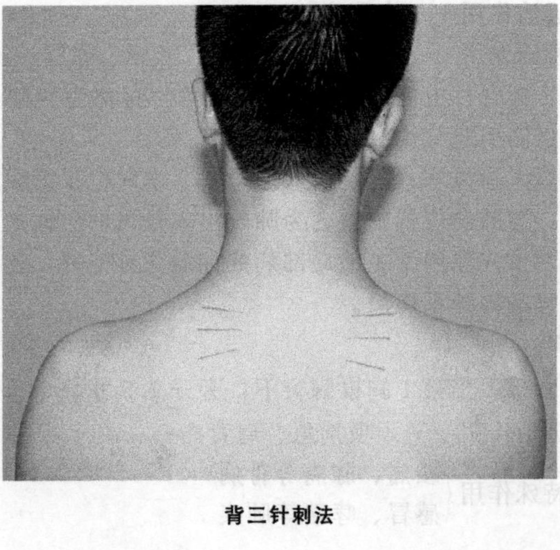

背三针刺法

【组方与主治】

“背三针”由大杼、风门、肺俞组成。靳老根据腧穴之近治作用，在病灶的上、中、下三部选穴配方。此三穴均位于足太阳膀胱经上，且均位于背部上方，分别在第1、第2、第3胸椎旁开1.5寸处。大杼，为八会穴之骨会，手、足太阳经之交会穴，位居背部上方，又临近风门，故善治各种风证；风门，为足太阳经与督脉的交会穴，为风邪侵入机体之门户，是治疗风邪为病的要穴；肺俞，为肺脏之气输注于背部之处，有补益肺气、宣肺通窍、疏风解表的功能。故本组穴位对于以肺脏受累为主的呼吸系统疾病，如咳嗽、哮喘、感冒等有较好疗效。

现代医学研究表明，本组穴与胸交感神经节的肺丛相关，针刺可增加机体肺通气量，缓解支气管平滑肌痉挛，提示本组穴位对治疗支气管哮喘等疾病有一定疗效。

【速记总结】

背三针：
- 风门——祛风解表
- 大杼——疏风散邪
- 肺俞——补益肺气

→ 局部配穴 → 背部三穴：肩背痛

→ 善治风疾：感冒、哮喘、咳嗽、鼻炎等风疾

【临证配伍】

适应证	变应性鼻炎	腰背痛
常用配穴	主穴：背三针、鼻三针 肾虚：配肾俞（补） 脾气虚：配脾俞（补） 久郁化热：配曲池（泻）	背三针、腰三针、夹脊穴

【速记歌诀】

风门大杼与肺俞，局部取穴背三针；
胸椎旁开一寸半，第一椎至第三椎；
感冒哮喘与鼻炎，宣肺解表祛风疾。

【研究进展】

变应性鼻炎（allergic rhinitis）

陈仁年[1]以背三针为主穴治疗 35 例变应性鼻炎患者，10 次为 1 个疗程，2 个疗程后，总体有效率达 88.57%，提示背三针对变应性鼻炎有较好疗效，若配以神灯背部照射，可加强其温肺散寒之效。

参考文献

[1] 陈仁年．针刺背三针为主治疗过敏性鼻炎 35 例分析．慢性病学杂志，2010，12（9）：1038.

第四章

脏腑疾患组穴处方

胃三针（内关、中脘、足三里）

●【穴位简介】

1. 内关

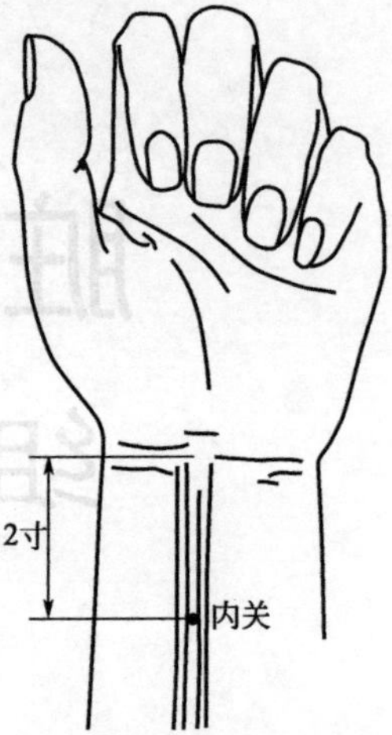

胃三针　内关

定位：前臂掌侧，腕横纹上 2 寸，在桡侧腕屈肌腱与掌长肌腱之间。

主治：
- 近治作用——上肢痹痛
- 远治作用：
  - 心悸、胸闷、心律失常等心疾
  - 失眠、郁证、精神异常等神志病
- 特殊作用——胃痛、呃逆、呕吐等胃疾

刺灸法：直刺 0.5～1 寸，可透刺外关，行针以有向指端放射的触电感为宜。

释义：内，前臂之内侧；关，关隘；此穴居前臂内侧之冲要，可以通胸膈关塞诸病。本穴属手厥阴心包经，为络穴、八脉交会穴，通于阴维脉。心包经与阴维脉均循行经过心、胸、胃部，故本穴为宽胸理气、通络止痛的要穴。

2. 中脘

定位：在上腹部，前正中线上，当脐中上 4 寸。

主治：
- 脾胃病症：胃痛、腹胀、呕逆、反胃、纳呆、肠鸣、泄泻、便秘、小儿疳积
- 神志病：失眠、脏躁、癫痫

刺灸法：直刺 1～1.5 寸，以胃脘部有较为明显的酸胀感为宜。

释义：脘，指胃部，中脘在胃体的中部，故名。本穴属任脉，为胃之募穴、腑会穴，六腑以通为用，以降为顺，故中脘具有开胃止痛、化痰消滞的功效，尤其善于治疗脾胃病症。

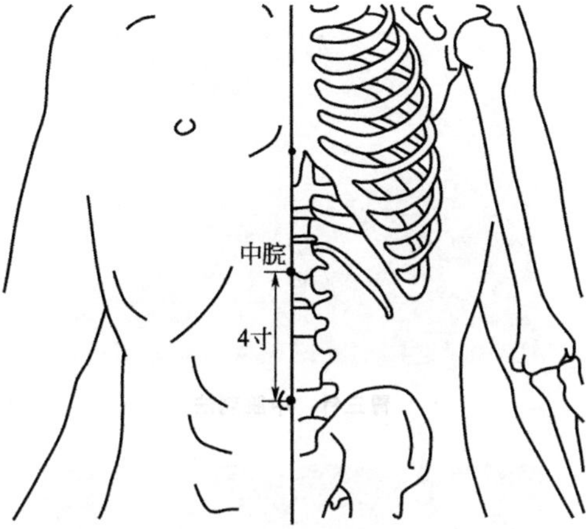

胃三针　中脘

3. 足三里

定位：在小腿前外侧，犊鼻下3寸，胫骨前嵴外一横指处。

主治
- 近治作用——下肢疾患：下肢瘫痪、膝痛等
- 远治作用——胃肠病：呕吐、呃逆、胃痛、腹痛、泄泻、便秘
- 特殊作用——强壮作用：体虚瘦弱、心悸、气短等

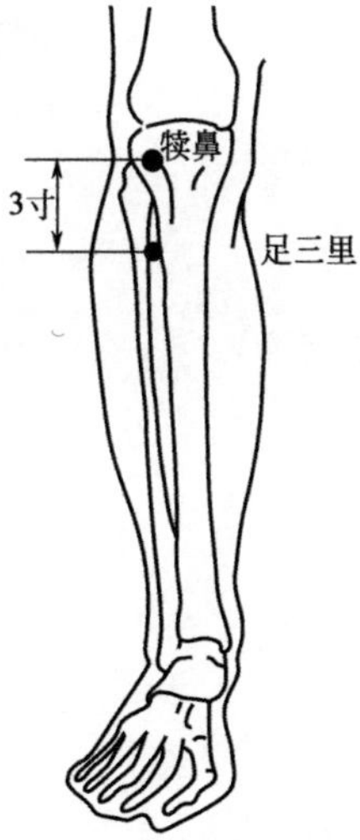

胃三针　足三里

刺灸法：直刺1～2寸，行针使针感向下肢放散。

释义：足，足部；里，寸。因本穴在膝下3寸，故名。本穴为足阳明胃经合穴、下合穴，根据其近治作用及“治痿独取阳明”之理论，善治下肢痿痹；此外，本穴为调理脾胃之要穴，对于胃肠道疾患如呕吐、呃逆、泄泻、便秘均可选用此穴治疗；因本穴具有补中益气、补益气血、扶正祛邪之功，还为全身强壮保健要穴。

【刺灸图】

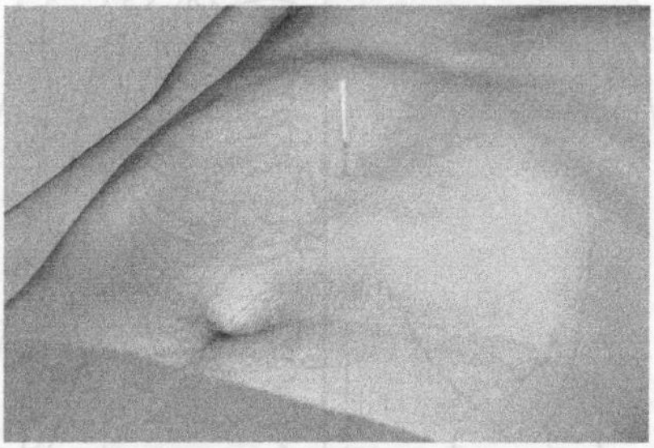

胃三针　中脘刺法

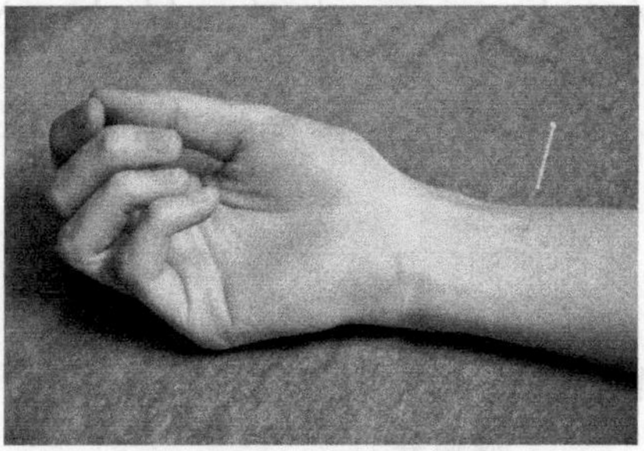

胃三针　内关刺法

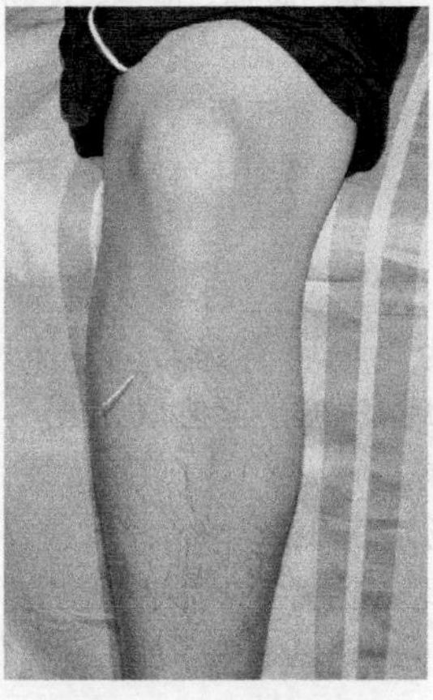

胃三针　足三里刺法

【组方与主治】

胃三针由内关、中脘、足三里组成，为靳老根据经脉循行选穴组方。中脘，位处胃脘部，为胃募穴，属近部取穴；足三里，足阳明胃经合穴，为调理脾胃之要穴，属循经远取；内关，属心包经，且为八脉交会穴，通于阴维脉，两脉均循行经过胃、心、胸部，故内关为宽胸理气、通络止痛之要穴。三穴配伍，远近结合，上下相迎，主治胃脘痛、胃炎、胃溃疡、消化不良等胃脘部疾病。

【速记总结】

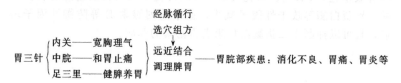

经脉循行
选穴组方
↓
胃三针 { 内关——宽胸理气
中脘——和胃止痛
足三里——健脾养胃 } 远近结合
调理脾胃 ——胃脘部疾患：消化不良、胃痛、胃炎等

【临证配伍】

适应证	胃脘痛
常用配穴	胃三针、梁丘、公孙

【速记歌诀】

远近结合胃三针，中脘内关三里寻；
中脘脐上四寸处，内关三里手足取；
调理脾胃有专功，胃脘疾患治无疑。

【研究进展】

1. “胃三针”作用机制

（1）彭楚湘等[1]研究发现，电针大鼠足三里配以内关、中脘等不同穴位，检测各组治疗前后胃黏膜损伤指数（UⅠ）、表皮生长因子（EGF）、一氧化氮（NO）、胃泌素（GAS）含量。治疗后，电针组EGF含量明显高于模型组，NO含量提高，GAS含量降低。其中，以足三里配内关、中脘、公孙组改善急性胃黏膜损伤作用最强。

（2）冀来喜等[2]以相同手法刺激大鼠内关、中脘和足三里，并记录延脑背侧网状亚核（SRD）神经元放电情况，结果显示，内关、中脘和足三里均能有效激活SRD神经元，且引起同一神经元的放电增加。提示SRD可能为内关、中脘和足三里三穴在中枢共同整合的部位之一，针刺本组穴位可能通过迷走神经对内脏进行调节，特别是内脏（胃）受到伤害性刺激时，也就是在其病理状态（如胃黏膜损伤）下，作用可能会更加显著。

2. "胃三针"临床疗效

周吕[3]以中脘、内关、足三里（胃三针）为主穴治疗42例胃病患者，包括慢性浅表性胃炎、慢性萎缩性胃炎、十二指肠溃疡等，总体有效率达90.48%。研究发现，针刺可使十二指肠溃疡患者胃内胃酸、胃蛋白酶等攻击性因子减少，血中前列腺素E等防御性因子增强，且可以抑制十二指肠溃疡患者胃泌素的释放。

参考文献

［1］ 彭楚湘，王灵，周国平等．足三里配不同穴改善急性胃黏膜损伤作用的对比研究．中国针灸，2007，27（1）：44-47.
［2］ 冀来喜，闫丽萍，王海军等．针刺"内关"、"中脘"、"足三里"对背侧网状亚核神经元放电的影响．针刺研究，2009，34（1）：27-30.
［3］ 周吕，柳力公，张荣等．针刺治疗胃病的疗效机制研究．基础医学与临床，1993，13（6）：70.

肠三针（天枢、关元、上巨虚）

【穴位简介】

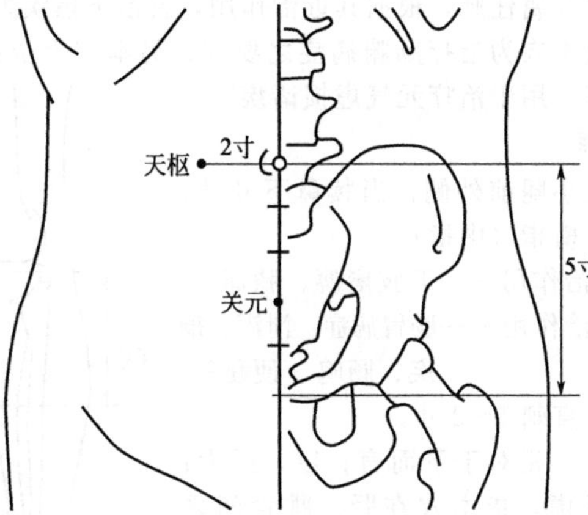

肠三针　天枢、关元

1. 天枢

定位：脐中旁开 2 寸。

主治：
- 胃肠病：腹痛、腹胀、肠鸣、肠痈、便秘、泄泻、痢疾、呕吐
- 妇科疾患：月经不调、痛经、癥瘕

刺灸法：直刺 1～1.5 寸。

释义：天，天地；枢，枢纽。《素问·六微旨大论》云："脐之上，天气主之，脐之下，地气主之。"本穴当脐旁上下腹之分界，当上下枢要之处，故名。本穴属足阳明胃经，为大肠之募穴。大肠主传导糟粕，而大肠之传导功能，是胃降浊功能的体现。故本穴具有通肠和胃、调经导滞之功效，尤善于治疗消化系统病症。

2. 关元

定位：在下腹部，前正中线上，脐下 3 寸处。

主治
- 近治作用
  - 生殖泌尿系统疾病——遗精阳痿、不孕不育、遗尿、小便不利
  - 妇科病——月经不调、痛经、带下
  - 肠腑病症——腹痛、泄泻、便秘、痢疾
- 特殊作用——元气虚损病症：体虚瘦弱、虚劳

刺灸法：直刺 0.5～1 寸。

释义：关，指机关，元，指元气，此处为下焦元阴元阳出入之处，故名。本穴属任脉，根据其近治作用，善治下焦疾患，且本穴为小肠募穴，故本穴为治疗肠腑病症之要穴；另本穴为全身保健要穴，善于补肾助阳，用于治疗元气虚损诸疾。

3. 上巨虚

定位：在小腿前外侧，当犊鼻下 6 寸，距胫骨前缘一横指（中指）。

主治
- 近治作用——下肢痿痹、膝痛
- 远治作用——肠胃病症：泄泻、痢疾、肠鸣、便秘等

刺灸法：直刺 1～2 寸。

释义：上，相对于下而言；巨，巨大；虚，空虚。巨虚，指本穴在胫、腓骨间之巨大空隙处，跷足抬脚，本穴在巨大空隙处之上方，故名。本穴属足阳明胃经，为大肠之下合穴，《黄帝内经》：“合治内腑”，故本穴善于调肠胃而治疗胃肠病症。

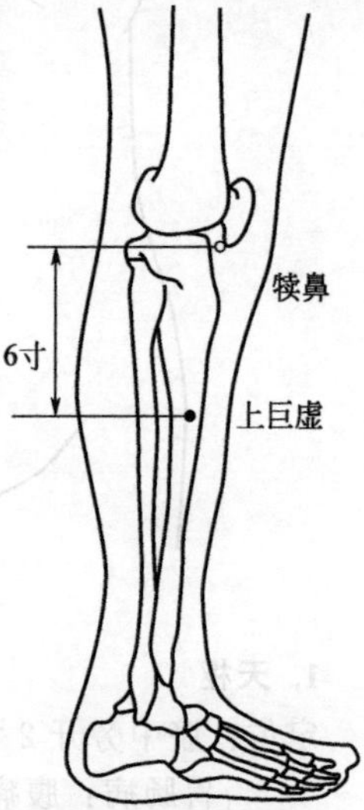

肠三针　上巨虚

【刺灸图】

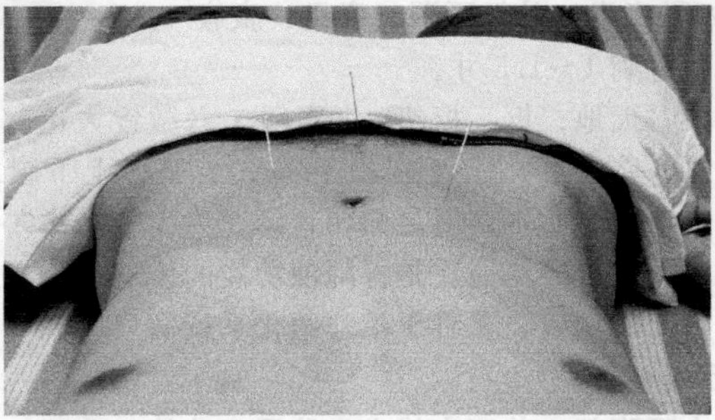
肠三针　天枢、关元刺法

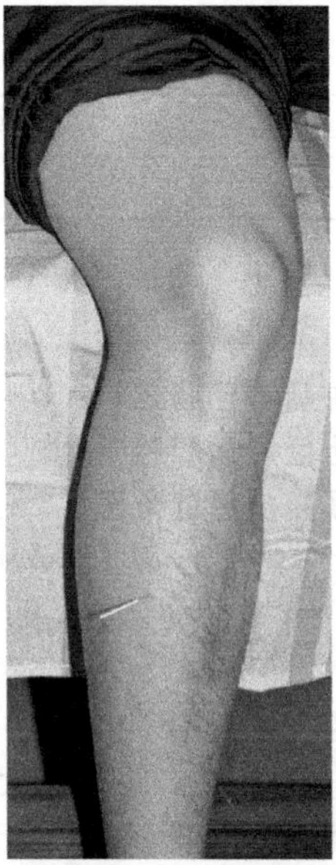

肠三针　上巨虚刺法

【组方与主治】

“肠三针”由天枢、关元、上巨虚组成，为靳老根据脏腑辨证选穴配方。对于一些脏腑病变，其临床症状较为复杂，而其病变所涉及的脏腑可能较为单一，靳老常选用与该脏腑有关的特定穴，以提高其临床疗效。天枢，属于足阳明胃经，为大肠之募穴；关元，归属于任脉，为足三阴经与任脉的交会穴，小肠之募穴；上巨虚，足阳明胃经之穴，为大肠经之下合穴；三穴均为调整大小肠功能之常用特定穴，故三穴合用，能调整肠腑气机、和胃通肠，主治腹痛、肠炎、痢疾、便秘等肠道疾病。

【速记总结】

脏腑辨证
选穴组方
↓

肠三针 { 天枢——大肠募穴；关元——小肠募穴；上巨虚——大肠下合穴 } 调理肠腑　肠疾必取——腹痛、肠炎、痢疾、便秘等肠道病

【临证配伍】

适应证	腹泻
常用配穴	肠三针、百会(灸)、足三里(灸)

【速记歌诀】

天枢关元上巨虚，脏腑辨证肠三针；
天枢关元脐旁边，上巨虚居膝胫下；
调理肠腑特定穴，肠腑疾患皆可医。

【研究进展】

肠易激综合征（irritable bowel syndrome）

陈啟铭[1]以肠三针为主穴配合百会灸法治疗腹泻型肠易激综合征，5 次为 1 个疗程，3 个疗程后，患者的大便性状和腹痛腹胀情况均有显著性改善，肠三针组的总体有效率优于药物组（口服思密达、匹维溴铵）。且根据不同的中医辨证分型，患者预后不一，其中本法治疗脾胃虚弱型疗效最佳。

参考文献

[1] 陈啟铭．肠三针结合灸百会治疗腹泻型肠易激综合征临床研究．广州：广州中医药大学，2011：14-19.

胆三针（期门、日月、阳陵泉）

●【穴位简介】

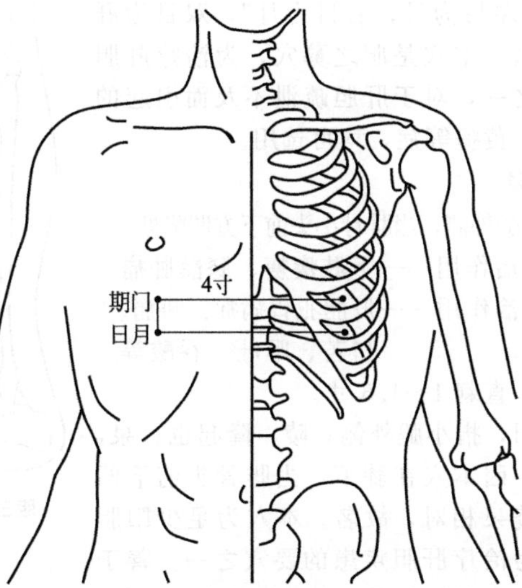

胆三针　期门、日月

1. 期门

定位：胸部，当乳头直下，第 6 肋间隙，前正中线旁开 4 寸。

主治
- 近治作用——乳痈、乳癖等乳房疾患
- 特殊作用
  - 肝胃病症——胸胁胀痛、呕吐、嗳气、呃逆等
  - 热入血室等证

刺灸法：选右侧穴，沿肋骨下缘斜刺 0.5～0.8 寸。不可深刺，以免伤及内脏。

释义：期门，汉代负责守卫之武官名，期门为肝之募穴，用以作为肝为将军之官的比拟；也可理解为气血运行周期之出入门户，肝主统血，妇女月经按期而至，故将肝之募穴命名为期门。本穴为治疗肝胆疾患的要穴之一，临床上常见的胸胁胀痛、呕吐、嗳气、呃逆等均可选用。

2. 日月

定位：上腹部，当乳头直下，第 7 肋间隙，前正中线旁开 4 寸。

主治
- 近治作用——胁肋疼痛、胀满
- 特殊作用——肝胆疾患：呕吐、呃逆、黄疸

刺灸法：选右侧穴，沿肋骨下缘斜刺0.5～0.8 寸。不可深刺，以免伤及内脏。

释义：日月，指代太阳和月亮也。《黄庭内景经》注："左目为日，右目为月"，双目为肝胆所主，故名。本穴是胆之募穴，为治疗肝胆疾患的要穴之一，对于肝胆疏泄不及而引起的呕吐、呃逆、黄疸等症，均可选用。

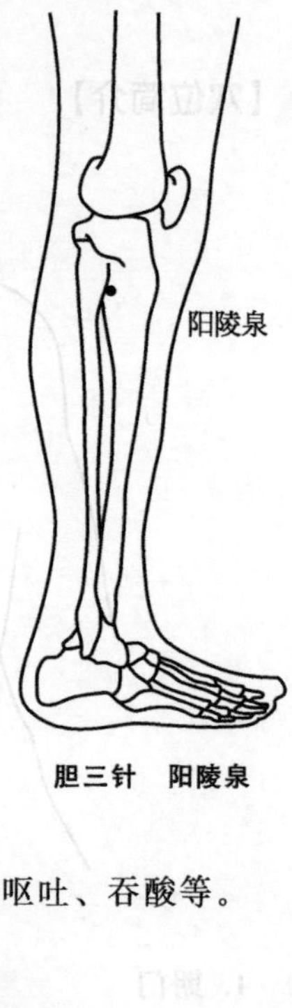

胆三针　阳陵泉

3. 阳陵泉

定位：小腿外侧，当腓骨小头前下方凹陷处。

主治
- 近治作用——下肢痿痹、膝髌肿痛
- 远治作用——肝胆犯胃病症：胁痛、口苦、呕吐、吞酸等

刺灸法：直刺 1～1.5 寸。

释义：阳，指小腿外侧；陵，隆起也；泉，乃凹陷之处。因本穴在膝下，当腓骨头前下凹陷处，与阴陵泉相对，故名。本穴为足少阳胆经之合穴，为治疗肝胆疾患的要穴之一。善于疏肝利胆而治疗肝胆犯胃诸症，如胁痛、口苦、呕吐、吞酸等。

【刺灸图】

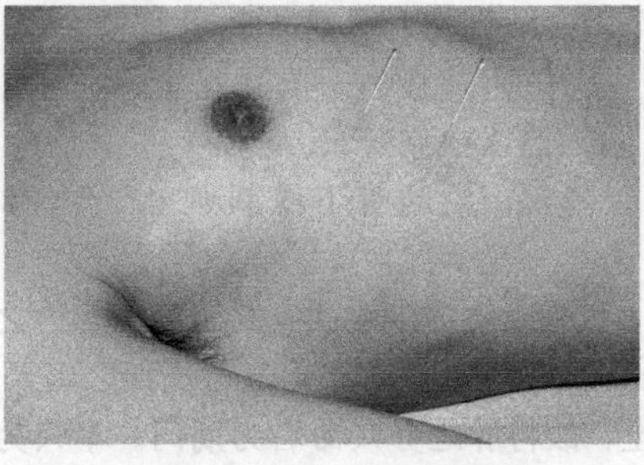
胆三针　期门、日月刺法

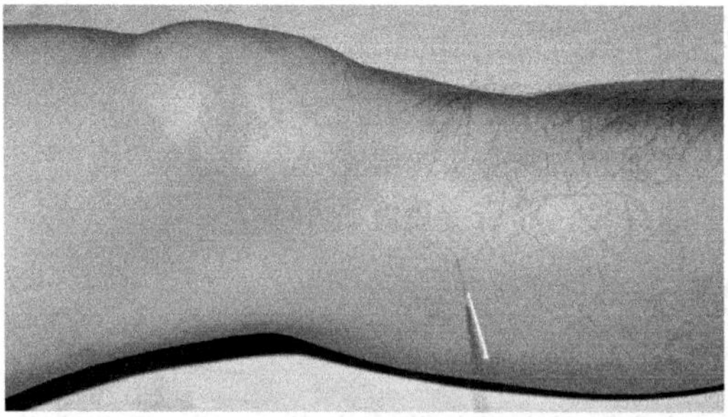

胆三针　阳陵泉刺法

【组方与主治】

“胆三针”由期门、日月、阳陵泉三个穴位组成，是靳老根据经脉循行组穴配方。其特点为远近结合、上下相迎，根据经络的表里循行组方配穴。期门为肝之募穴，日月为胆之募穴，两穴均位于胆囊附近，属局部取穴。针刺时，期门、日月选取右侧穴组，因为肝胆位于右侧，可起到局部刺激作用；阳陵泉，胆经之合穴，属远道取穴。肝胆互为表里，本组穴位主要针对肝胆疾患。这种组方充分体现了“经脉所过，主治所及”的针灸治疗方法。

现代医学研究发现，针刺本组穴位对胆汁分泌有促进作用，并可刺激胆囊收缩，提示可能对胆道疾病有一定疗效。

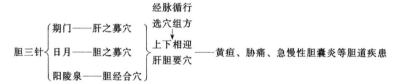

【速记总结】

胆三针：
- 期门——肝之募穴
- 日月——胆之募穴
- 阳陵泉——胆经合穴

经脉循行，选穴组方 → 上下相迎，肝胆要穴——黄疸、胁痛、急慢性胆囊炎等胆道疾患

【临证配伍】

适应证	胆石症
常用配穴	胆三针、胆囊穴

【速记歌诀】

期门日月阳陵泉，上下相迎胆三针；
乳下六七肋间隙，腓骨头前寻阳陵；
疏泄肝胆通经络，肝胆疾患宜选取。

【研究进展】

胆石症（cholelithiasis）

雒光毅[1]治疗胆石症引起胁痛患者60例，随机分为两组，普通针刺组取穴：肝俞、胆俞、足三里、中脘、三阴交、支沟、阿是穴，普通针刺加靳三针组在上述穴位的基础上加胆三针，两组患者治疗后麦-吉疼痛问卷简表（SF-MPQ）疼痛缓解指标差值具有统计学差异，说明电针治疗对于胆石症引起的胁痛在即时镇痛方面有较好疗效，且电针结合靳三针治疗胆石症引起胁痛的即时疗效优于单纯电针治疗。

参考文献

[1] 雒光毅. 电针对胆石症引起胁痛的即时镇痛疗效探讨. 广州：广州中医药大学，2009：18-20.

尿三针（中极、关元、三阴交）

【穴位简介】

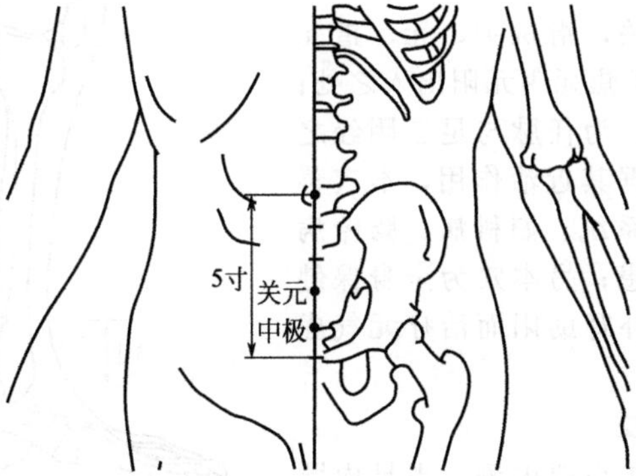

尿三针　关元、中极

1. 中极

定位：脐中下 4 寸。

主治：
- 泌尿生殖疾病：遗尿、遗精、阳痿、小便不利
- 妇科病：月经不调、痛经、带下

刺灸法：直刺 0.5～1.0 寸。孕妇慎用

释义：中，是指人体的正中；极，是指方向。本穴位于人体正中，又位于人体正中线之末，故名。本穴为足三阴经与任脉之交会穴，膀胱之募穴，为调整膀胱功能之要穴，是治疗泌尿系统疾病首选穴位之一，主治尿潴留、尿频等。

2. 关元

定位：在下腹部，前正中线上，脐下 3 寸。

- 主治
  - 近治作用
    - 生殖泌尿系统疾病——遗精阳痿、不孕不育、遗尿、小便不利
    - 妇科病——月经不调、痛经、带下
    - 肠腑病症——腹痛、泄泻、便秘、痢疾
  - 特殊作用——元气虚损病症：体虚瘦弱、虚劳

刺灸法：直刺 0.5～1 寸；可用灸法。孕妇慎用。

释义：关，指机关，元，指元气，此处为下焦元阴元阳出入之处；本穴属任脉，为任脉与足三阴经之交会穴。根据其近治作用，本穴善治生殖泌尿系统、妇科病、肠腑病证等下焦疾患；另本穴为全身保健要穴，善于补肾助阳而治疗元气虚损诸疾。

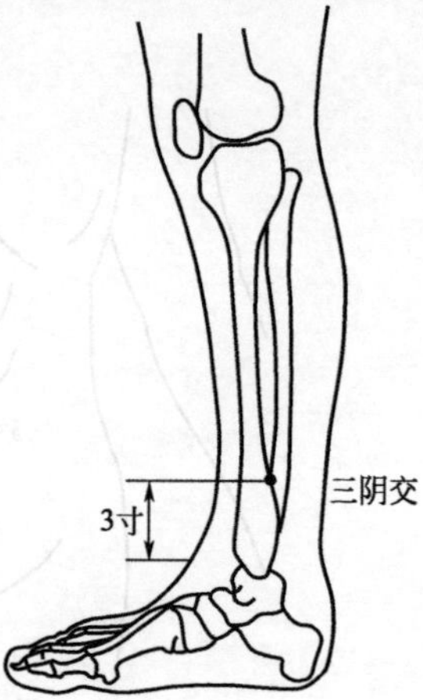

尿三针　三阴交

3. 三阴交

定位：在小腿内侧，当足内踝尖上 3 寸，胫骨内侧缘后方。

- 主治
  - 近治作用——下肢痿痹
  - 远治作用
    - 脾胃病：腹胀、腹泻
    - 生殖泌尿系统疾病：遗精、阳痿、遗尿、不孕、小便不利
    - 妇科病：月经不调、阴挺、难产
  - 特殊作用——阴虚诸症：失眠、眩晕、腰膝酸软

刺灸法：直刺 1～1.5 寸；孕妇禁针。

释义：本穴虽归属于足太阴脾经，但为足太阴脾经、足少阴肾经、足厥阴肝经之交会穴，故名三阴交。足三阴经均循行经过前阴部，故本穴为治疗泌尿生殖系统疾患的要穴，具有健脾益气、疏肝活血、滋阴补肾之功效，临床常用于治疗下肢痿痹、妇科病及阴虚诸症。

【刺灸图】

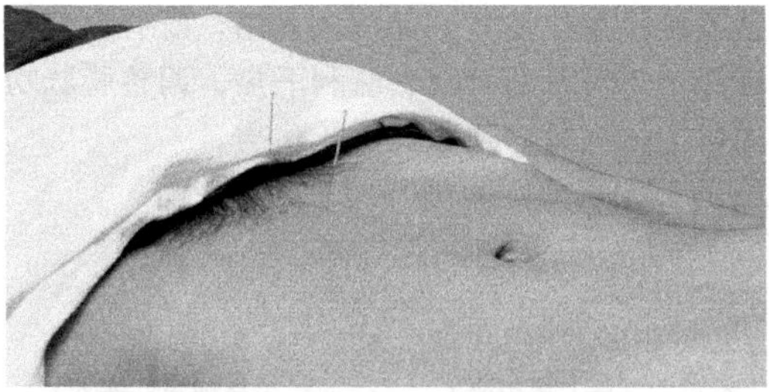

尿三针　关元、中极刺法

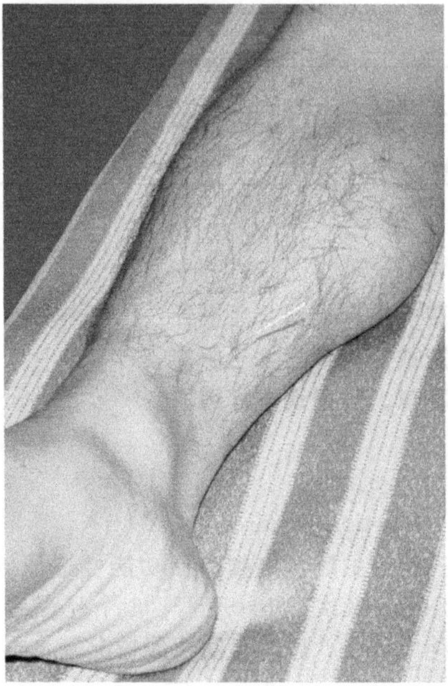

尿三针　三阴交刺法

【组方与主治】

“尿三针”是由关元、中极、三阴交组成，为靳老根据经脉循行选穴组方。关元、中极，均为任脉要穴，两穴均位于小腹部，临近膀胱，其中关元为小肠募穴，又为足三阴经、任脉之交会穴，可益肾气、利下焦；中极，属膀胱募穴，可振奋膀胱之气，恢复其气化功能；三阴交为足三阴经交会穴，足三阴经均循行经过阴部，三阴交为治疗泌尿生殖系统疾患之要穴，此三穴共用，既有局部取穴，又有循经远取，远近结合，可补益肾气、疏利下焦、调整膀胱功能。故本组穴可主治尿潴留、尿失禁、遗尿等泌尿疾病。

【速记总结】

循经取穴
↓
尿三针 { 中极——助膀胱气化；关元——理下焦功能；三阴交——利水除湿 } 远近结合 调理膀胱 ——尿潴留、尿失禁、遗尿等

【临证配伍】

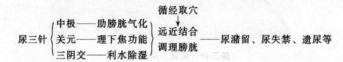

适应证	尿潴留	功能性遗尿
常用配穴	尿三针、膀胱俞、次髎、秩边、阴陵泉	尿三针、气海、太渊、神门

【速记歌诀】

中极关元三阴交，远近结合尿三针；
中极关元下腹取，内踝三寸三阴交；
振奋膀胱理下焦，癃闭遗尿宜选取。

【研究进展】

功能性遗尿（functional enuresis）

王敏[1]以尿三针为主配合中频治疗功能性遗尿 64 例，患者年龄 3～15 岁，每日 1 次，10 次为 1 个疗程。1 个疗程后，靳三针组的总体有效率优于单纯中药组，患者夜间遗尿情况基本得到改善，可自行控制。

参考文献

[1] 王敏，王朋林．针刺配合中频治疗遗尿 64 例．中华现代中医学杂志，2006，2(4)：344-345.

脂三针（内关、足三里、三阴交）

【穴位简介】

1. 内关

定位：前臂掌侧，腕横纹上 2 寸，在桡侧腕屈肌腱与掌长肌腱之间。

主治：
- 近治作用——上肢痹痛
- 远治作用
  - 心悸、胸闷、心律失常等心疾
  - 失眠、郁证、精神异常等神志病
- 特殊作用——胃痛、呃逆、呕吐等胃病

刺灸法：直刺 0.5～1 寸，可透刺外关，行针以有向指端放射的触电感为宜。

释义：内，前臂之内侧；关，关隘；此穴居前臂内侧之冲要，可以通胸膈关塞诸病。本穴属手厥阴心包经，为络穴、八脉交会穴，通于阴维脉。心包经与阴维脉均循行经过心、胸、胃部，故本穴为宽胸理气、通络止痛的要穴。

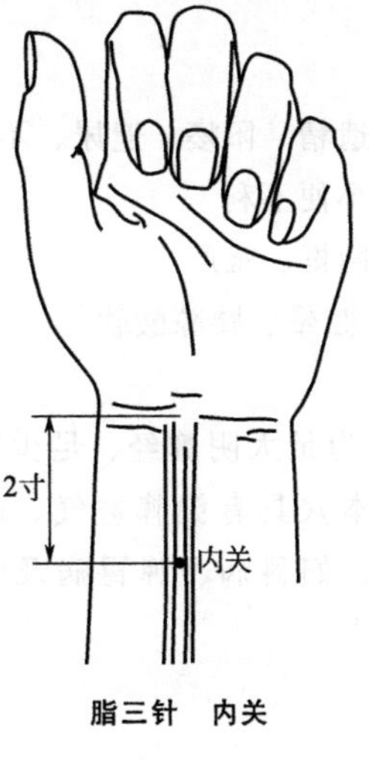

脂三针　内关

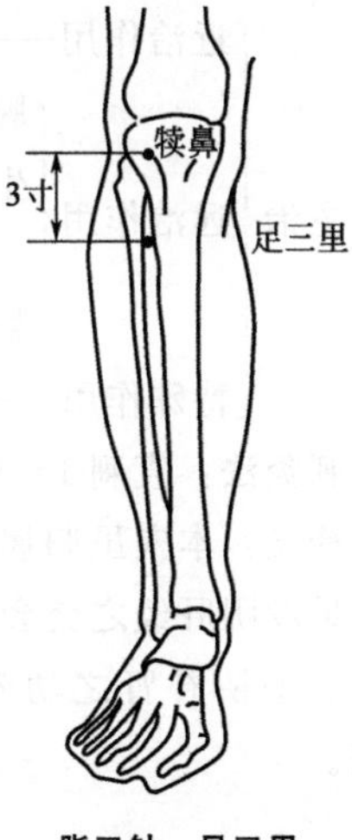

脂三针　足三里

2. 足三里

定位：在小腿前外侧，当犊鼻下 3 寸，胫骨前嵴外一横指处。

主治：
- 近治作用——下肢疾患
- 远治作用——胃肠病：胃痛、呕吐、呃逆、腹痛、泄泻、便秘
- 特殊作用——强壮保健：体虚瘦弱、心悸、气短

刺灸法：直刺 1～2 寸，强壮保健常用灸法。

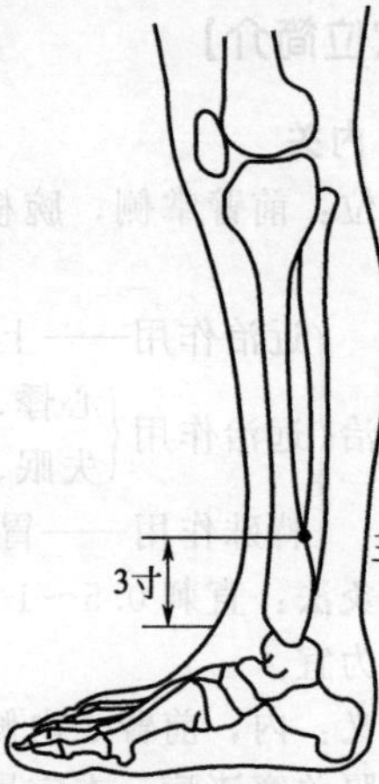

脂三针　三阴交

释义：足，足部；里，寸。因本穴在膝下 3 寸，故名。本穴为足阳明胃经合穴、下合穴，根据其近治作用及“治痿独取阳明”之理论，善治下肢痿痹；此外，本穴为调理脾胃之要穴，对于胃肠道疾患如呕吐、呃逆、泄泻、便秘均可选用此穴治疗；因本穴具有补中益气、补益气血、扶正祛邪之功，还为全身强壮保健要穴。

3. 三阴交

定位：在小腿内侧，当足内踝尖上 3 寸，胫骨内侧缘后方。

主治：
- 近治作用——下肢痿痹
- 远治作用：
  - 脾胃病：腹胀、腹泻
  - 生殖泌尿系统疾病：遗精、阳痿、遗尿、不孕、小便不利
  - 妇科病：月经不调、阴挺、难产
- 特殊作用——阴虚诸症：失眠、眩晕、腰膝酸软

刺灸法：直刺 1～1.5 寸；孕妇禁针。

释义：本穴虽归属于足太阴脾经，但为足太阴脾经、足少阴肾经、足厥阴肝经之交会穴，故名三阴交。本穴具有健脾益气、疏肝活血、滋阴补肾之功效，善治下肢痿痹、妇科病、脾胃病及阴虚诸症。

【刺灸图】

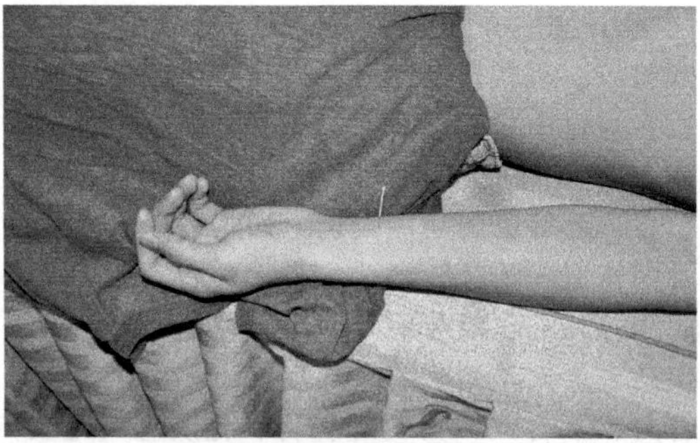

脂三针　内关刺法

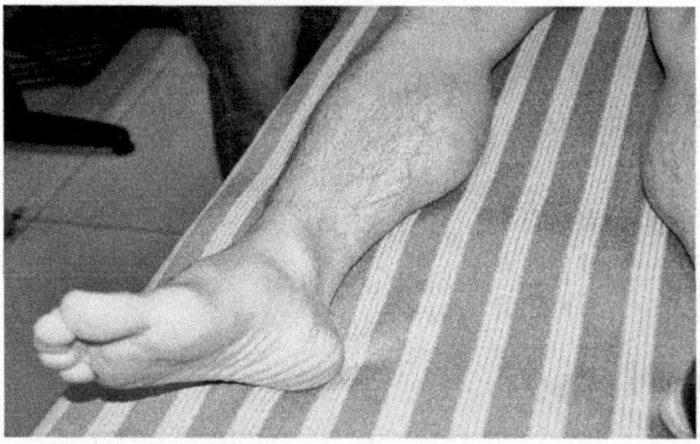

脂三针　三阴交刺法

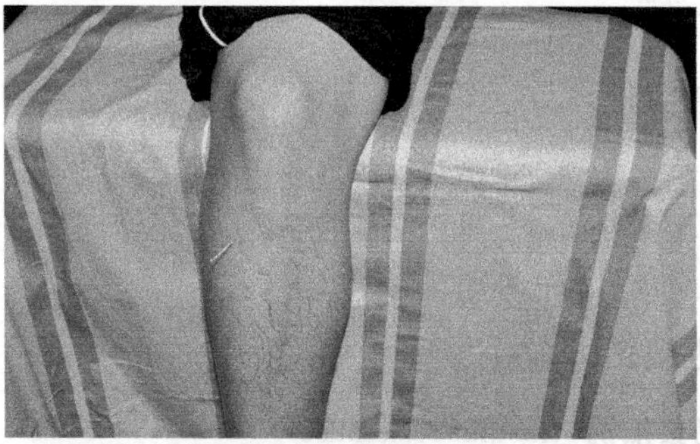

脂三针　足三里刺法

【组方与主治】

“脂三针”由内关、足三里、三阴交三个穴位组成，是靳老根据脏腑辨证选穴组方。现代医学中高脂血症等引起的脂质代谢紊乱，中医认为其病机多与血中之痰浊有关，无外乎血脉不畅、气滞血瘀、痰阻脉络等经络气血运行失常。脾胃为生痰之源，脾主统血、肝主藏血，故与脾、胃、肝等脏腑功能失调密切相关，可以选取与这些脏腑功能密切相关的特定穴治疗。内关，为手厥阴经的络穴，八脉交会穴之一，通于阴维脉，心包经与阴维脉均循行经过心、胸、胃部，故内关为胃心胸疾患之要穴，而善于宽胸理气、和胃化痰；足三里，为足阳明胃经之合穴、下合穴，为调理脾胃、化痰理气之要穴；三阴交，为足厥阴肝经、足少阴肾经、足太阴脾经交会穴，同样善于调理脾胃而防止痰浊内生，滋补肝肾而疏散血中瘀滞。三穴结合，用于治疗痰瘀互阻脏腑经络而导致的高脂血症。

【速记总结】

脂三针：
- 内关——和胃化痰
- 足三里——健运脾胃
- 三阴交——活血化瘀

脏腑辨证 → 调理脏腑功能、化痰祛瘀降脂——高脂血症等血脂、血糖代谢异常

【临证配伍】

适应证	高脂血症	胰岛素抵抗	单纯性肥胖症
常用配穴	脂三针、肥三针、丰隆、肝俞	脂三针、肾俞	肥三针、脂三针

【速记歌诀】

内关三里三阴交，脏腑辨证脂三针；
内关腕上两寸间，三里阴交膝胫寻；
化痰祛瘀降血脂，高脂血症宜选取。

【研究进展】

1. 胰岛素抵抗（insulin resistance）

易玮[1]研究发现，给予针刺大鼠“脂三针”加“肾俞”穴，治疗

10天后，大鼠空腹血糖、血浆胰岛素、胰岛素/C肽值较模型组明显降低，胰岛素敏感性指数明显升高，提示脂三针能有效改善实验大鼠胰岛素抵抗状况。在许娌彩[2]的研究中，脂三针还能使大鼠的高切变率、低切变率、血浆比黏度、红细胞压积、红细胞电泳时间、红细胞聚集指数都显著下降；氧自由基产物丙二醛（MDA）水平下降，抗氧化物质SOD、谷胱甘肽过氧化物酶（GSH-Px）等水平有所回升；内皮舒张因子NO及6-Keto-PGF1水平有所回升，TXB_2、ET等下降，提示脂三针不仅能有效改善实验大鼠胰岛素抵抗状况，降低血糖、血脂，还能修复受损的血管内皮细胞，调节失衡的体内氧化-抗氧化系统。

2. 高脂血症（hyperlipidemia）

江丽霞[3]针刺高脂血症大鼠脂三针、丰隆、肝俞，治疗3周后，针刺组大鼠血清甘油三酯（TG）、总胆固醇（TC）、低密度脂蛋白胆固醇（LDL-C）水平都显著低于模型组，血清高密度脂蛋白胆固醇（HDL-C）水平则显著高于模型组，提示针刺可干预治疗高脂血症，降低血脂、改善动脉粥样硬化指数。

参考文献

[1] 易玮．针刺对胰岛素抵抗干预作用的研究．广州：广州中医药大学，2002：1-4.
[2] 许娌彩．针刺逆转胰岛素抵抗血管内皮功能障碍的实验研究．广州：广州中医药大学，2009：Ⅰ-Ⅳ.
[3] 江丽霞．针刺对高脂血症模型大鼠干预作用的研究．广州：广州中医药大学，2010：Ⅰ-Ⅳ.

肥三针（中脘、足三里、带脉）

【穴位简介】

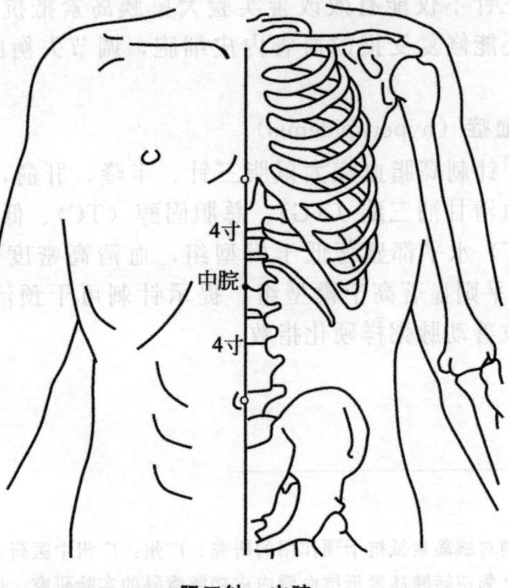

肥三针　中脘

1. 中脘

定位：在上腹部，前正中线上，当脐中上4寸。

主治：胃痛、呕吐、呃逆、腹痛、腹胀、泄泻等脾胃疾患。

刺灸法：直刺1～1.5寸。

释义：脘，指胃部，中脘穴在胃体的中部，故名。本穴属任脉，为胃之募穴、腑会穴，六腑以通为用，以降为顺，故中脘具有开胃止痛、化痰消滞的功效，尤其善于治疗脾胃病症。

2. 足三里

定位：在小腿前外侧，当犊鼻下3寸，胫骨前嵴外一横指处。

主治
- 近治作用——下肢疾患
- 远治作用——胃肠病：胃痛、呕吐、呃逆、腹痛、泄泻、便秘
- 特殊作用——强壮保健：体虚瘦弱、心悸、气短

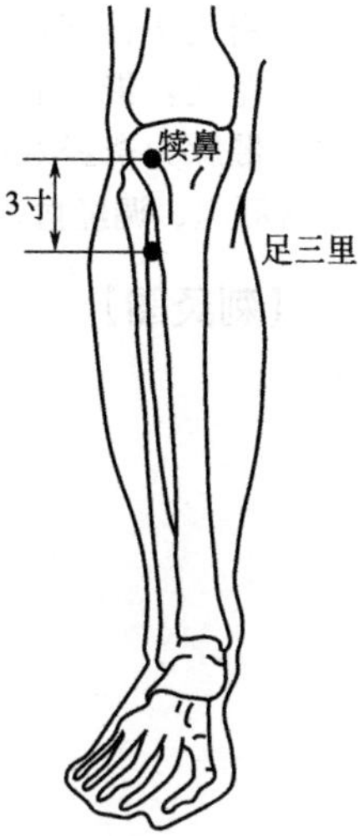

肥三针　足三里

刺灸法：直刺1～2寸，强壮保健常用灸法。

释义：足，足部；里，寸。因本穴在膝下3寸，故名。本穴为足阳明胃经合穴、下合穴，根据其近治作用及“治痿独取阳明”之理论，善治下肢痿痹；此外，本穴为调理脾胃之要穴，对于胃肠道疾患如呕吐、呃逆、泄泻、便秘均可选用此穴治疗；因本穴具有补中益气、补益气血、扶正祛邪之功，还为全身强壮保健要穴。

3. 带脉

定位：当第11肋骨游离端下方垂线与脐水平线的交点上。

主治
- 近治作用——腰部酸软、下肢不利
- 特殊作用——阳痿、遗精、月经不调、崩漏、带下、疝气等带脉病

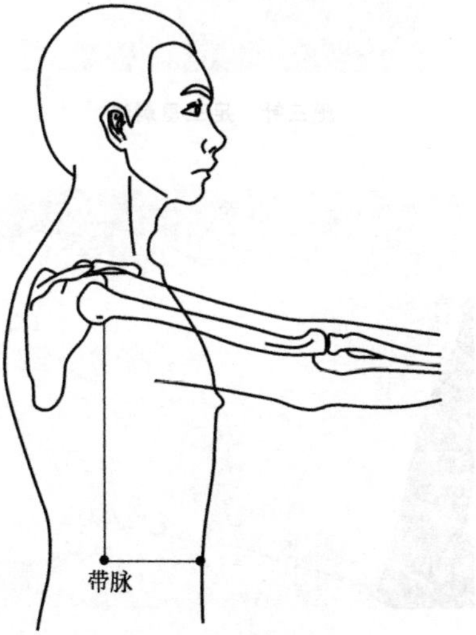

肥三针　带脉

刺灸法：朝对侧带脉穴透刺 3～4 寸。

释义：带，衣带；脉，经脉。本穴是足少阳胆经与带脉之交会穴，带脉为奇经八脉之一，在人身缠腰一周，如束带然，故名。本穴可疏肝胆、调经血、理下焦，主治妇女带下病等妇科病。

●【刺灸图】

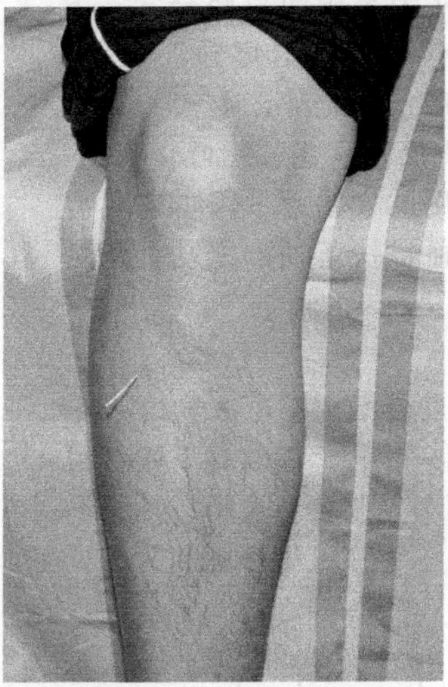

肥三针　足三里刺法

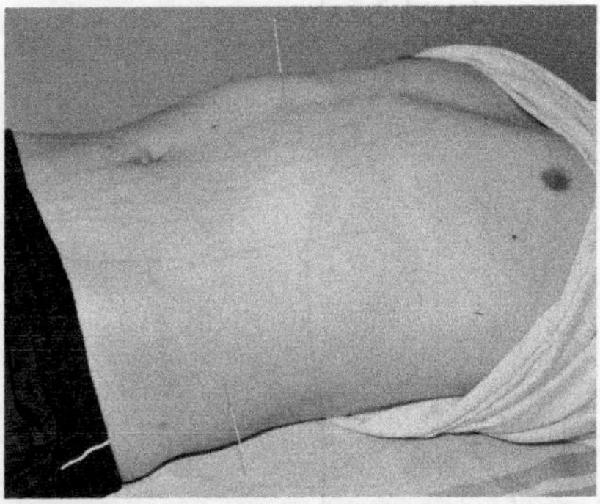

肥三针　中脘、带脉刺法

【组方与主治】

“肥三针”由中脘、足三里、带脉三个穴位组成，为靳老根据脏腑辨证选穴配方。中医认为肥胖症的病因病机多与“痰浊”相关，而“脾胃为生痰之源”，故肥胖者多责之于脾胃运化失职，肥三针选用胃之合穴、下合穴足三里，胃之募穴、腑会中脘，以善于调整脏腑功能之特定穴起到健运脾胃、化痰除湿之目的；根据肥胖者临床症状多见腹部肥大，腹型肥胖也最易引发多种疾病，故需重点论治，带脉环腰一周，故靳老认为这与带脉失约有关，选取带脉穴可起到约束带脉的作用。三穴合用，可增强脾胃运化功能，减轻痰湿停聚，主治肥胖症。

【速记总结】

肥三针：
- 中脘——胃之募穴
- 足三里——胃之合穴
- 带脉——胆经、带脉交会穴

脏腑辨证选穴组方 → 调理脏腑、减肥消脂——单纯性肥胖，尤以腹部肥大为宜

【临证配伍】

适应证	肥胖症	高脂血症
常用配穴	肥三针、脂三针	脂三针、肥三针、丰隆、肝俞

【速记歌诀】

中脘带脉足三里，脏腑辨证肥三针；
中脘带脉上中腹，三里膝下三寸取；
调理脾胃束带脉，减肥消脂有功效。

【研究进展】

单纯性肥胖（simple obesity）

唐庆芬[1]以肥三针为主，对50例单纯性肥胖患者进行疗效观察，10天为1个疗程，治疗3个疗程后，共44例患者体重减轻3kg以上，总体有效率达88%。袁青等[2]研究发现，使用肥三针针刺治疗后，

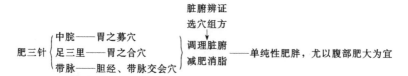

大鼠的体重、LEE 指数、腹围比针刺治疗前有明显降低，血液中 TG、TC、LDL-C 较治疗前明显下降，提示肥三针不仅能减轻实验大鼠体重，同时还对脂质代谢有一定的调整作用。

参考文献

[1] 唐庆芬，邓倩萍，徐秋玉．肥三针治疗单纯性肥胖 50 例疗效观察．新中医，2004，36（10）：50-51.

[2] 袁青，靳瑞，欧阳博文等．“肥三针”治疗单纯性肥胖大鼠的实验研究．中医药学报，2003，31（6）：34-36.

阴三针（归来、关元、三阴交）

【穴位简介】

1. 归来

定位：脐中下4寸，前正中线旁开2寸。

主治：
- 近治作用：遗尿、月经不调、痛经、带下、小便不通
- 特殊作用：疝气

刺灸法：直刺0.5～1.0寸。

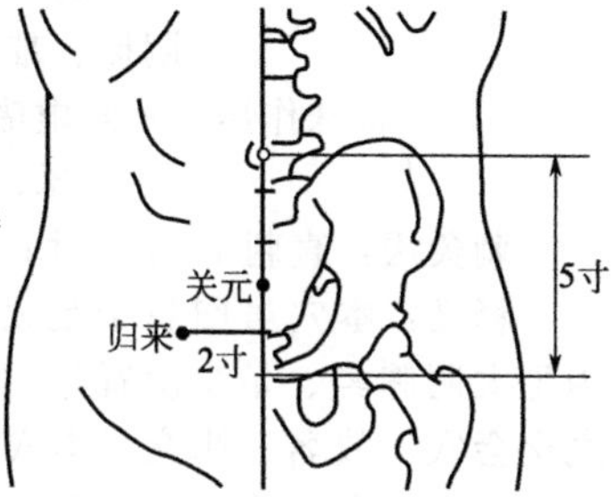

阴三针　关元、归来

释义：归，还也；来，返也。本穴主男子卵缩，女子子宫脱出，刺之可使之复原而愈，故名。本穴属足阳明胃经，胃气归原，谷化阴精，《十四经腧穴》有语："归来如当归，皆妇科之良方"，本穴亦为治疗妇科疾病之要穴，为治疗经迟、闭经的经验要穴。

2. 关元

定位：在下腹部，前正中线上，脐下3寸。

主治：
- 近治作用：
  - 生殖泌尿系统疾病——遗精阳痿、不孕不育、遗尿、小便不利
  - 妇科病——月经不调、痛经、带下
  - 肠腑病症——腹痛、泄泻、便秘、痢疾
- 特殊作用——元气虚损病症：体虚瘦弱、虚劳

刺灸法：直刺0.5～1寸；可用灸法。

释义：关，指机关，元，指元气，此处为下焦元阴元阳出入之处，下丹田所在，为养生家聚气凝神之所。本穴属任脉，与气海位置临近，主治作用相似：根据其近治作用，本穴善治生殖泌尿系统疾患；另本穴为全身保健要穴，善于补肾助阳而治疗元气虚损诸疾。

3. 三阴交

定位：在小腿内侧，当足内踝尖上3寸，胫骨内侧缘后方。

主治
- 近治作用——下肢痿痹
- 远治作用
  - 脾胃病：腹胀、腹泻
  - 生殖泌尿系统疾病：遗精、阳痿、遗尿、不孕、小便不利
  - 妇科病：月经不调、阴挺、难产
- 特殊作用——阴虚诸症：失眠、眩晕、腰膝酸软

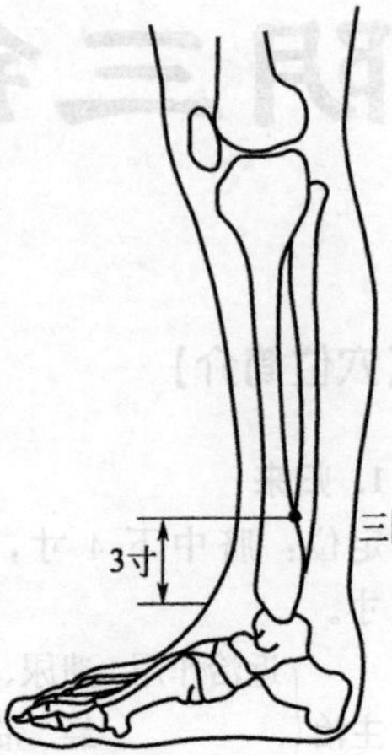

刺灸法：直刺 1～1.5 寸；孕妇禁针。

释义：本穴虽归属于足太阴脾经，但为足太阴脾经、足少阴肾经、足厥阴肝经之交会穴，故名三阴交。本穴具有健脾益气、疏肝活血、滋阴补肾之功效，善治下肢痿痹、妇科病及阴虚诸症。足三阴经均循行经过小腹、前阴部，《十总穴歌》中有“妇科三阴交”的说法，即三阴交为治疗妇科疾患的要穴。

【刺灸图】

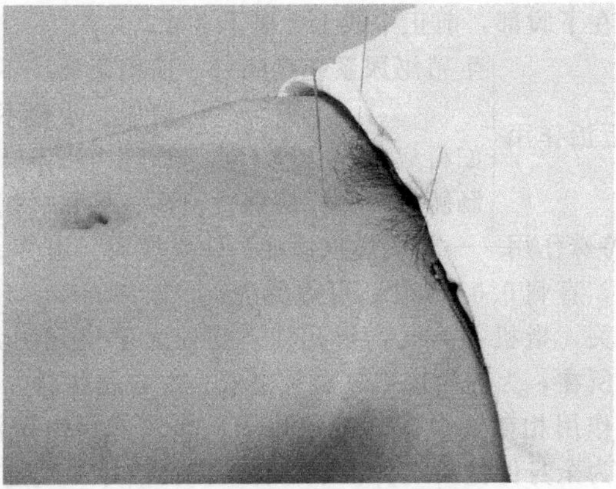

阴三针　关元、归来刺法

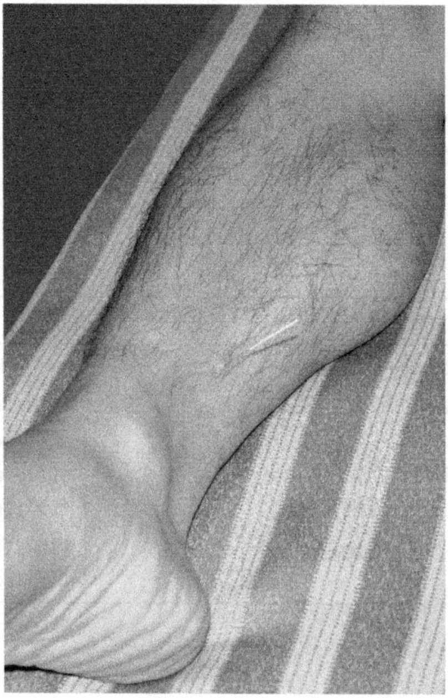

阴三针 三阴交刺法

【组方与主治】

“阴三针”由归来、关元、三阴交三个穴位组成，为靳老根据经脉循行组穴处方。关元，位居小腹部，是任脉与足三阴经之交会穴，为下焦元阴元阳出入之处，善于补益元气而调理冲任；归来，位居下腹，为足阳明胃经之穴，脾胃为气血生化之源，女子以血为用，归来有当归之功效，常用于治疗妇科疾病；三阴交，为足三阴经之交会穴，足三阴经均循行经过小腹、前阴部，本穴具有健脾和胃、养肝补肾、行气活血之功，为临床治疗妇科疾患的要穴。三穴上下相迎，远近结合，可主治月经不调、不孕症、盆腔炎等妇科疾患。

【速记总结】

阴三针 { 归来——活血调经；关元——调理冲任；三阴交——行气活血 } 经脉循行 选穴组方 ↓ 远近相迎 妇科要穴 ——月经不调、不孕症、盆腔炎等妇科病

【临证配伍】

适应证	原发性痛经	女性痤疮	月经不调
常用配穴	主穴：阴三针 寒湿凝滞：配阴陵泉、脾俞、命门 气滞血瘀：配四关、血海 气血不足：配足三里、脾俞、胃俞	阴三针、手三针	主穴：阴三针 气虚：配足三里、脾俞 血虚：配血海、脾俞 肾虚：配肾俞、太溪 气郁：配太冲、期门 血热：配行间、地机 虚寒：配神阙、命门

【速记歌诀】

归来关元三阴交，远近相迎阴三针；
归来关元小腹取，内踝三寸三阴交；
调理冲任养气血，专治妇科诸疾患。

【研究进展】

1. 月经不调（menoxenia）

张帆[1]以阴三针为主配合丹栀逍遥散治疗月经不调 100 例，显效 79 例，治疗后患者月经周期、经期、经量恢复正常，连续 3 个月以上未出现反复，总体有效率达 98%。

2. 原发性痛经（primary dysmenorrhea）

陈婷研究发现[2]，以阴三针为主治疗原发性痛经 3 个月经周期后，阴三针组的即时缓解疼痛效应优于口服芬必得组，总体有效率可达 97.35%。随访 32 例患者 3 个月经周期后发现，阴三针组的愈显率显著高于口服芬必得组。

3. 女性痤疮（adult female acne patients）

凌静[3]以阴三针、手三针治疗女性痤疮 30 例，并与单纯手三针组进行对照，6 次为 1 个疗程，2 个疗程后观察疗效，治疗组总有效率达 93.33%，对照组总有效率为 86.67%，从第 1 疗程开始，治疗组痤疮综合分级系统（GAGS）明显低于对照组，提示阴三针治疗女性痤疮具有起效快、治愈率高、复发率低的优势。

参考文献

[1] 张帆，冯玲媚．“阴三针”配合丹栀逍遥散治疗月经不调 100 例．陕西中医，2008；29 (7)：800-801.

[2] 陈婷．阴三针为主治疗原发性痛经临床研究．广州：广州中医药大学，2010：12-23.

[3] 凌静．阴三针治疗女性痤疮临床研究．广州：广州中医药大学，2011：I.

阳三针（气海、关元、肾俞）

【穴位简介】

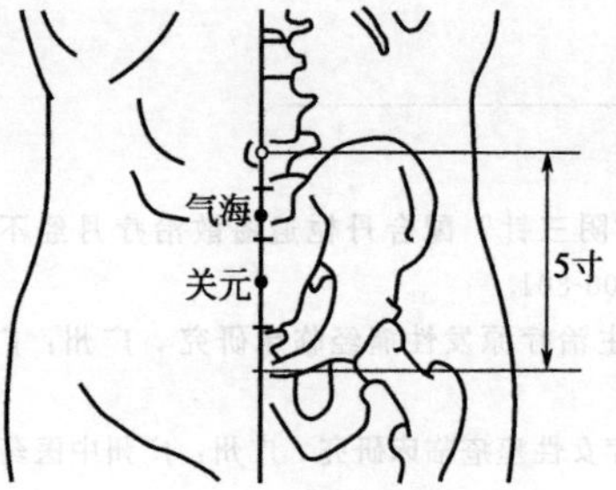

阳三针　气海、关元

1. 气海

定位：在下腹部，前正中线上，脐下 1.5 寸。

主治：
- 近治作用
  - 生殖泌尿系统疾病——遗精阳痿、疝气、遗尿、小便不利
  - 妇科病——月经不调、痛经、带下
  - 肠腑病症——腹泻、便秘、痢疾、水谷不化
- 特殊作用——气虚病症：体虚瘦弱、虚劳、乏力

刺灸法：直刺 0.5～1.0 寸；可用灸法。

释义：气，元气与各种气病；海，广大深远之意，本穴意指人体元气之海及主一身之气疾，故名。本穴属任脉，根据其近治作用，善治下焦气机失畅所出现的遗精阳痿、遗尿等疾患；另本穴为诸气之海，可大补元气而治疗气虚诸疾。

2. 关元

定位：在下腹部，前正中线上，脐下 3 寸。

主治
- 近治作用
  - 生殖泌尿系统疾病——遗精阳痿、不孕不育、遗尿、小便不利
  - 妇科病——月经不调、痛经、带下
  - 肠腑病症——腹痛、泄泻、便秘、痢疾
- 特殊作用——元气虚损病症：体虚瘦弱、虚劳

刺灸法：直刺0.5～1寸；可用灸法。

释义：关，指机关，元，指元气，此处为下焦元阴元阳出入之处。本穴属任脉，为任脉与足三阴经之交会穴。与气海位置临近，主治作用相似。根据其近治作用，本穴善治生殖泌尿系统疾患；另本穴为全身保健要穴，善于补肾助阳而治疗元气虚损诸疾。

3. 肾俞

定位：在腰部，当第2腰椎棘突下，旁开1.5寸。

主治
- 生殖疾患：遗精阳痿、月经不调、不孕不育
- 大小便疾患：遗尿、小便不利、五更泄泻
- 肾不纳气病症：咳喘少气
- 耳疾：耳鸣耳聋
- 腰背痛：腰膝酸软

刺灸法：直刺0.5～1.0寸；可灸。

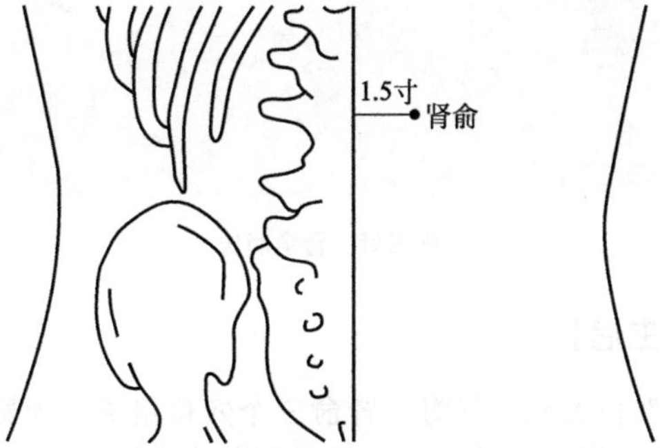

阳三针　肾俞

释义：本穴为肾脏之背俞穴，故名。本穴属足太阳膀胱经，背俞穴可治疗与之相对应的脏腑相关病症，根据肾脏之生理功能：肾藏精，主生长、发育、生殖；肾主水，司二便；肾主纳气；肾开窍于耳；腰为肾之府，故本穴可主治生殖疾患、大小便疾患、肾不纳气病症、耳疾及肾虚腰痛等，是治疗肾脏疾患的重要腧穴。

【刺灸图】

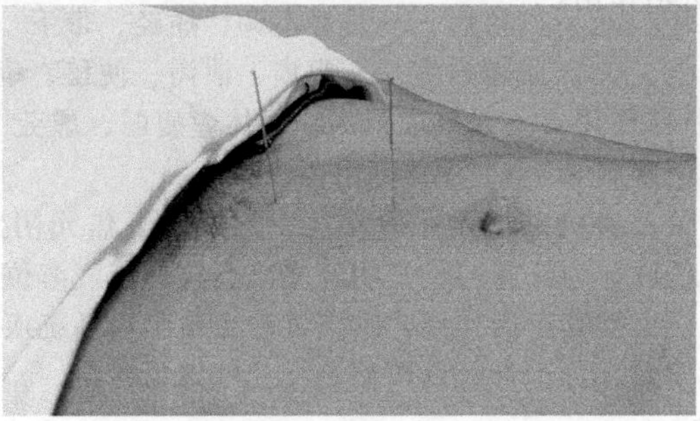

阳三针　气海、关元刺法

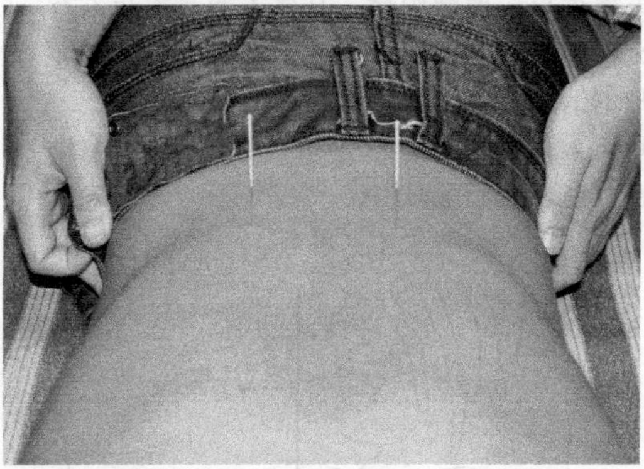

阳三针　肾俞刺法

【组方与主治】

“阳三针”由关元、气海、肾俞三个穴位组成，为靳老根据脏腑辨证组穴配方。祖国医学认为“男子以肾为本”，早在《素问·上古天真论》就指出：“丈夫八岁，肾气实，发长齿更；二八，肾气盛，天癸至，精气溢泻，阴阳和，故能有子；三八，肾气平均，筋骨劲强，故真牙生而长极；四八，筋骨隆盛，肌肉满壮；五八，肾气衰，发堕齿槁；六八，阳衰竭于上，面焦，发鬓颁白；七八，肝气衰，筋不能动；八八，天癸竭，精少，肾脏衰，形体皆极，则齿发去。”这从生理角度阐述了男子一生中生长、发育、生殖、成长与衰老的过程都同肾精密切相关。

靳老选用与肾脏密切相关之特定穴组方：关元，为足三阴经与任脉之交会穴，下焦元阴元阳所在，善于补肾助阳、补虚益损；气海，为先天元气之海，善补肾中元气而治疗元气虚损诸症；肾俞，肾脏之背俞穴，肾藏精，主生长、发育、生殖，故本穴为补肾益精助阳之要穴。三穴之气海、关元位于脐下，肾俞位于背腰部与肚脐相平之处，前后呼应，与肾脏位置临近，关系密切，故针刺本组穴位，善于补肾壮阳、益精生髓，主治阳痿、遗精、不育等男科疾病。

【速记总结】

脏腑辨证
选穴组方
↓
阳三针 { 气海——元气之海；关元——元阳之关；肾俞——肾脏之俞 } 温肾助阳 男科主之 ——阳痿、遗精、不育等男科疾病

【临证配伍】

适应证	阳痿	男性不育症
常用配穴	主穴：阳三针 命门火衰：配命门、中极 心脾两虚：配心俞、脾俞、足三里 惊恐伤肾：配命门、神门 湿热下注：配三阴交、阴陵泉	阳三针、足三针、太溪、大赫

【速记歌诀】

关元气海与肾俞，脏腑辨证阳三针；
关元气海脐下居，肾俞十四椎旁开；
补肾壮阳益精髓，男科疾患皆可取。

【研究进展】

1. 阳痿（impotence）

韩宇健[1]采用温针灸与单纯针刺治疗阳痿进行对比研究，以关元、气海、肾俞为主穴，配合中极、三阴交等，结果显示，治疗组总有效率明显优于对照组。阳痿多因命门火衰，故中医临床治疗原则以

补益肾气为主，主要取任脉和相应背俞穴。关元、气海为任脉穴位，均具有强壮作用，肾俞为肾之背俞穴，具有调理肾气、强壮身体、培元固本的功效。以上穴位运用温针灸法，能更好地起到温补肾阳、扶正固本的作用。

2. 男性不育症（male infertility）

临床上针灸治疗男性不育症，在取穴方面，关元、气海、肾俞等的使用频率较高[2]。治疗过程中，以补为主，针刺关元、气海多要求针感传至前阴部，针刺肾俞多要求针感传至臀部或大腿根部。临床上较少单纯使用针刺，大多配合灸法、电针、穴位注射、中药等多种治疗方法，以增强疗效。

参考文献

[1] 韩宇健．温针灸治疗阳痿30例临床观察．长春中医药大学学报，2011，27（6）：1017-1018.

[2] 朱峰，黄小艳．针灸治疗男性不育症的研究进展．新中医，2008，40（3）：116-118.

第五章

急救用穴

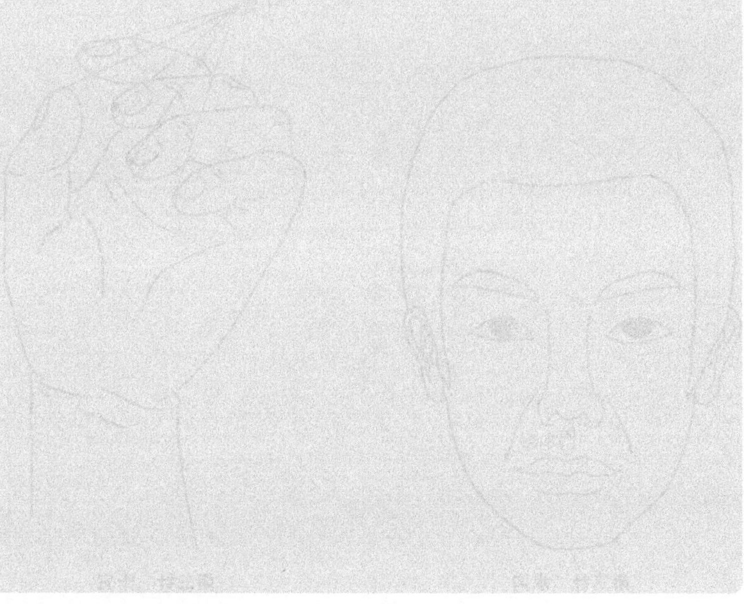

闭三针（水沟、十宣、涌泉）

【穴位简介】

1. 水沟（人中）

定位：面部，当人中沟的上 1/3 与中 1/3 交点处。

主治：
- 近治作用——口歪
- 远治作用——腰脊强痛
- 特殊作用——急救要穴：昏迷、晕厥、虚脱、中风

刺灸法：向上斜刺 0.3～0.5 寸，用于急救时可用指甲掐按。

释义：本穴位于人中沟中，故又名人中。本穴属督脉，督脉联络于脑，故本穴善治神志疾患，且醒脑开窍醒神之力宏，为急救要穴，对于昏迷、虚脱、晕厥等急症疗效较好，可使用针刺法或以指代针。

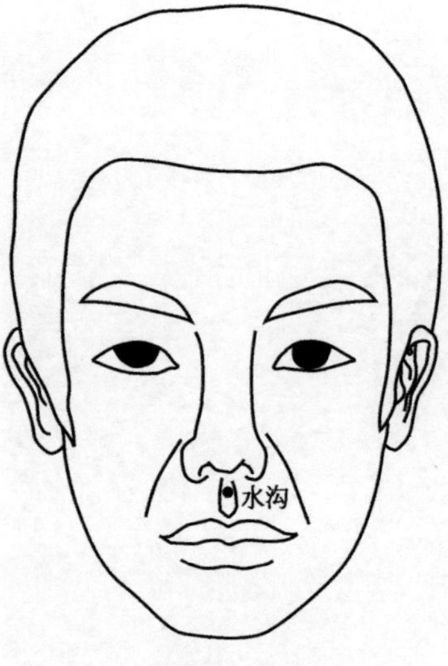

闭三针　水沟

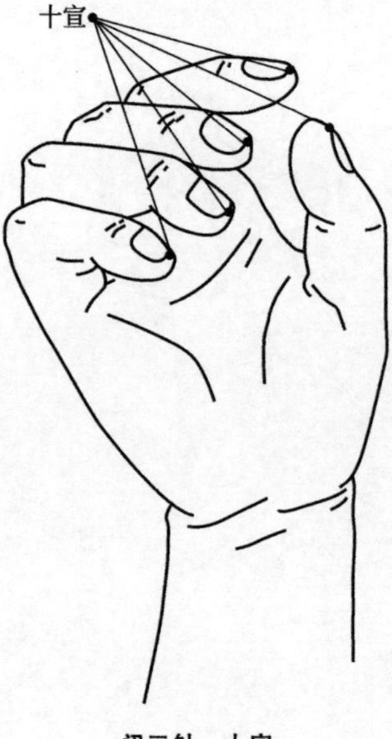

闭三针　十宣

2. 十宣

定位：在手十指尖端，距指甲游离缘 0.1 寸，左右共 10 个穴位。

主治
- 急救：癫痫、小儿惊风、昏迷、中暑
- 热证：高热、咽喉肿痛

刺灸法：直刺 0.1～0.2 寸，或用三棱针点刺出血。

释义：十，指十指；宣，宣泄。本穴为经外奇穴，出自《针灸大成》："十宣十穴，在手十指头上，去爪甲一分"；亦见于《千金翼方》："邪病大唤……灸手十指端去爪甲一分。"穴在两手指端，可治疗邪气郁闭引起的高热、咽喉肿痛、昏迷、癫痫等病症。

3. 涌泉

定位：于足底（去趾）前 1/3 处，足趾跖屈时呈凹陷处。

主治
- 近治作用——下肢痿痹、足心热
- 远治作用
  - 肝肾阴虚诸症——头痛、头晕、失眠、五心烦热
  - 肺系病症——咽喉肿痛、咳嗽
  - 前阴病——二便失司
- 特殊作用——急救要穴：中暑、昏迷、晕厥

刺灸法：直刺 0.5～0.8 寸，或向太冲方向斜刺 1～1.2 寸。

释义：《黄帝内经》云："肾出于涌泉，涌泉者足心也"，意思是说肾经之气来源于足下，涌出灌溉周身各处。穴如人体泉水上涌之处，故名。涌泉为肾水之源头，善于滋肾阴，涵肝木，从而治疗肝肾阴虚、肝阳上亢诸症，属上病下取法，符合"治病必求于本"的治疗原则。且涌泉居足底，极为敏感，反应很强，有开窍醒神之功能，是治疗神志突变、意识昏迷等阳实郁闭之症的急救穴。

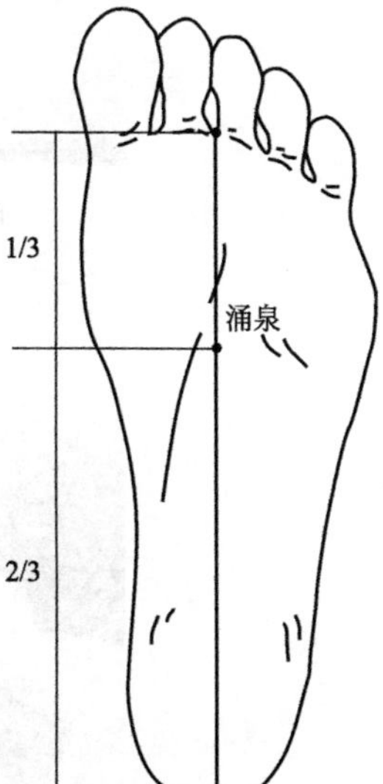

闭三针　涌泉

● 【刺灸图】

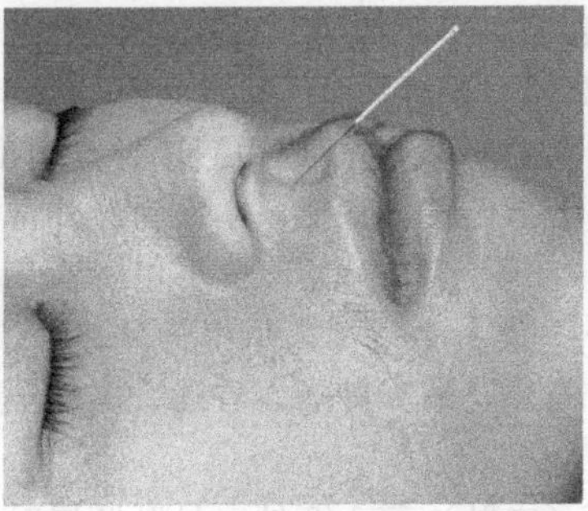

闭三针　人中刺法

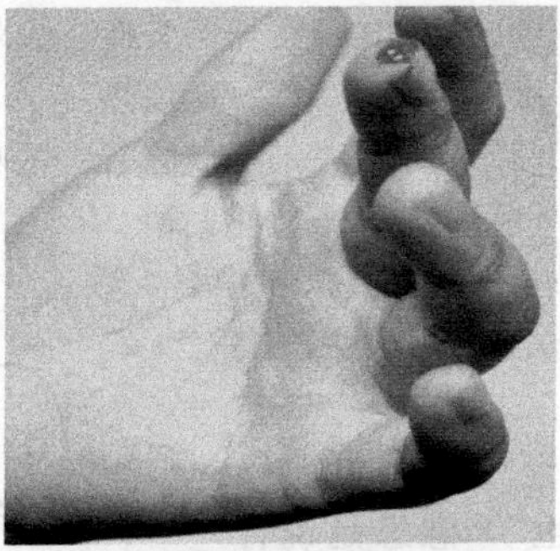

闭三针　十宣放血

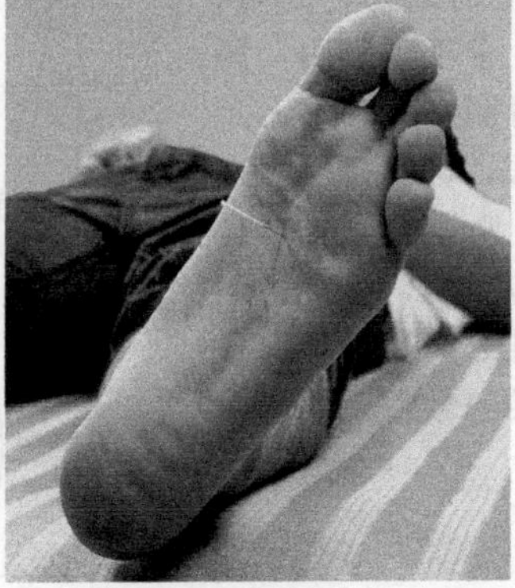

闭三针　涌泉刺法

【组方与主治】

“闭三针”由人中、十宣、涌泉三穴组成，为靳老根据腧穴的协同功能组穴配方。对于一些疑难杂症，靳老常选用功能相同或相近穴位组合起来，以提高其功能，增强疗效。中风闭证多以痰瘀互结、窍闭神昏为主要病机，症见神识昏蒙、牙关紧闭、肢体强痉。人中，为督脉脉气所发，为醒脑开窍醒神之要穴；涌泉，为足少阴肾经穴，穴居足心，有开窍醒神之功能，是治疗神志突变、意识昏迷等阳实郁闭之症的急救要穴之一；十宣，位于手指末端，为阴阳经气交接处，临床上点刺出血，可宣泄邪气、醒脑开窍。靳老将此三穴结合，起到协同增效之作用，主治中风闭证。

【速记总结】

闭三针：
- 人中——调督醒脑
- 涌泉——开窍醒神
- 十宣——宣泄邪气

协同增效 → 急救三穴、醒脑开窍——中风闭证、小儿惊风等神昏患者

【临证配伍】

适应证	闭证
常用配穴	闭三针、点刺十二井穴

【速记歌诀】

十宣涌泉与人中，协同增效闭三针；
手指足心人中沟，三穴分居皆要处；
醒脑开窍泻邪气，中风闭证宜选取。

【研究进展】

1. 小儿惊风（infantile convulsion）

急惊风是儿科常见的急危重症之一，其临床表现为神识昏蒙、四肢抽搐、牙关紧闭、项强直等，可归属于“闭证”范畴。朱锡康[1]于1976～1990年期间，使用针刺水沟、点刺十宣放血的方法治疗小儿急惊风35例，疗效显著，所有病例立即见效；刘清泌[2]使用十宣放

血的方法治疗小儿惊厥50例，与药物组（肌注或静滴地西泮、水合氯醛）相比，针刺组在疗效和不良反应发生情况上均优于药物组，50例患儿中仅有1例无效，但在加刺双足涌泉后，惊厥立即得到控制，提示针刺对小儿惊风（闭证）有较好疗效。

2. 中风（中脏腑）

张春华等[3]观察中西医结合治疗中风（中脏腑）的临床疗效，将84例患者随机分为治疗组46例、对照组38例，治疗组在西医治疗的基础上加服中药及针灸（闭证以督脉、足厥阴肝经及十二井穴为主，毫针泻法，或点刺出血，以清火化痰、开窍息风），对照组仅采用西医治疗。结果显示，治疗组在意识障碍持续时间、病死率、神经功能缺损评分改善程度以及总有效率上，均优于对照组，提示中西医结合治疗中风（中脏腑）的临床疗效明显好于单纯西医治疗。

于书庄[4]以针刺手十井穴（少商、商阳、中冲、关冲、少泽）与十宣穴交替的方法治疗中风急性期中脏腑闭证或中经络实火证，配合常规针刺与中药，疗效显著。

参考文献

[1] 朱锡康．刺穴放血治疗急惊风．四川中医，1990，(11)：48.

[2] 刘清沁．针刺十宣穴治疗小儿惊厥50例临床观察．中华现代中西医杂志，2006，4(2)：33-34.

[3] 张春华，杨东山，苏开志．中西医结合治疗中风（中脏腑）的临床研究．山东中医杂志，2003，22(12)：737-738.

[4] 于书庄．下法在中风急性期中的应用．江西中医药，1986，(4)：20.

脱三针（百会、水沟、神阙）

【穴位简介】

1. 百会

定位：头部，当前发际正中直上 5 寸。

主治
- 近治作用
  - 头面疾病：头痛、眩晕
  - 神志病：癫狂痫、失眠、健忘、痴呆、昏厥
- 特殊作用——下陷病症：脱肛、阴挺、胃下垂

刺灸法：平刺 0.5～0.8 寸，常用灸法。

释义：《针灸大成》云百会："犹天之极星居北"，意即此穴位于人体最高处，为人体一身之宗，百神之会，故称为百会。本穴属督脉，为手少阳经、足少阳经、足太阳经与督脉、足厥阴经之会，故又名三阳五会。根据其近治作用，本穴善于定眩安神而治疗头痛、眩晕等头面部疾患及失眠、癫狂痫、昏厥等神志疾患。本穴位于人体最上方，善于升阳举陷而治疗下陷病症，常用灸法。

2. 水沟（人中）

定位：面部，当人中沟的上 1/3 与中 1/3 交点处。

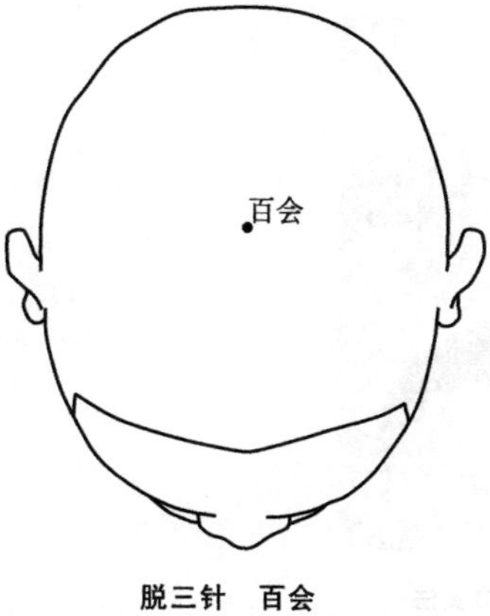

脱三针　百会

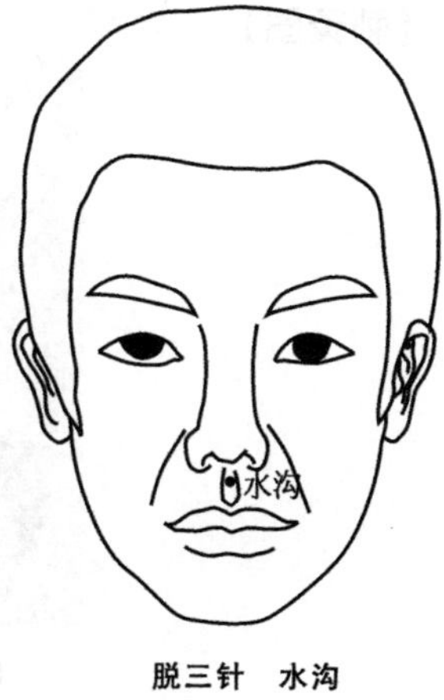

脱三针　水沟

主治{近治作用——口歪
远治作用——腰脊强痛
特殊作用——急救要穴：昏迷、晕厥、虚脱、中风}

刺灸法：向上斜刺 0.3～0.5 寸，用于急救时可用指甲掐按。

释义：本穴位于人中沟中，故名人中。本穴属督脉，督脉联络于脑，故本穴善治神志疾患，且醒脑开窍醒神之力宏，为急救要穴，对昏迷、虚脱、晕厥等急症疗效较好，可使用针刺法或以指代针。

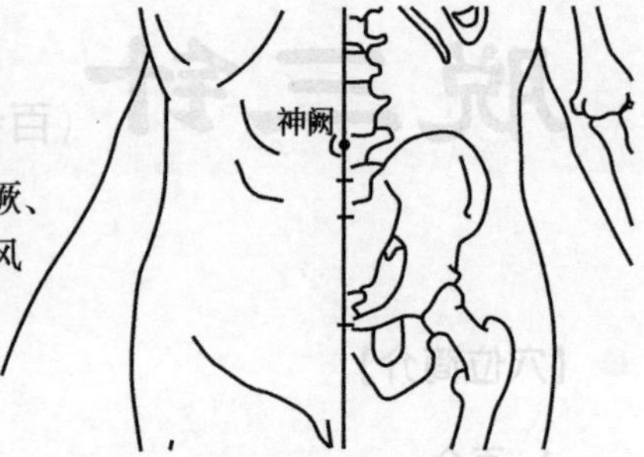

脱三针　神阙

3. 神阙

定位：在腹中部，脐中央。

主治{近治作用——久泻、脱肛、绕脐腹痛等肠腑病症
特殊作用——虚脱、四肢厥冷等元气暴脱证}

刺灸法：一般不针，隔物灸或艾条灸。

释义：神，是指元神；阙，是指缺口，本穴为元神出入之处，故名。脐为人体生命之根蒂，故神阙为人体神气出入之门户，为人体气机运转的重要枢纽，气通百脉，布五脏六腑，能通调百脉，补虚培元，而善于治疗虚脱等元气暴脱之证。

【刺灸图】

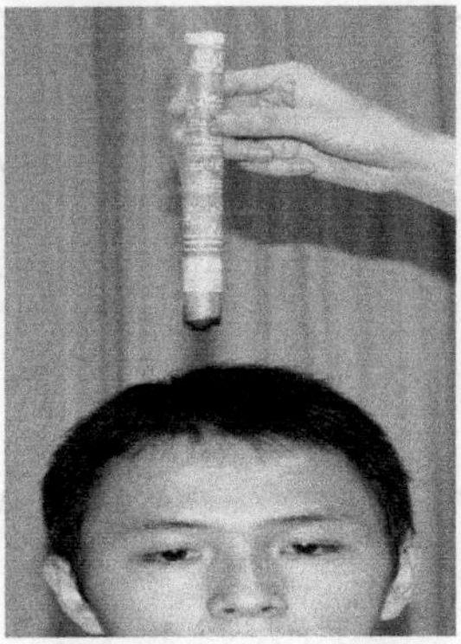

脱三针　百会灸法

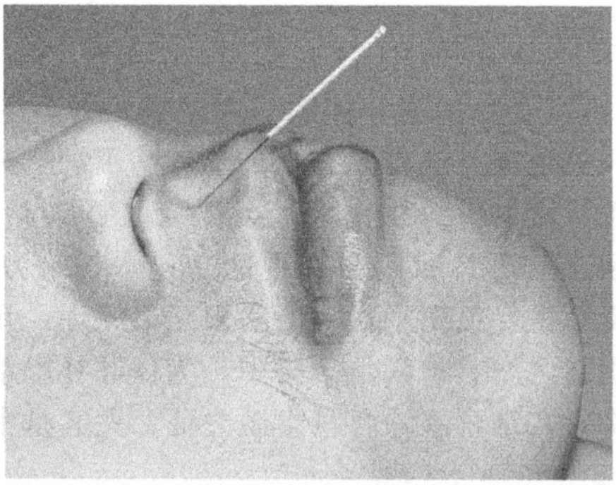

脱三针　水沟刺法

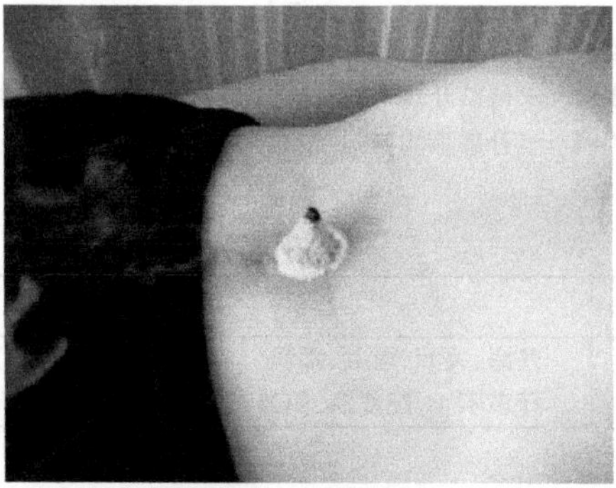

脱三针　神阙隔盐灸

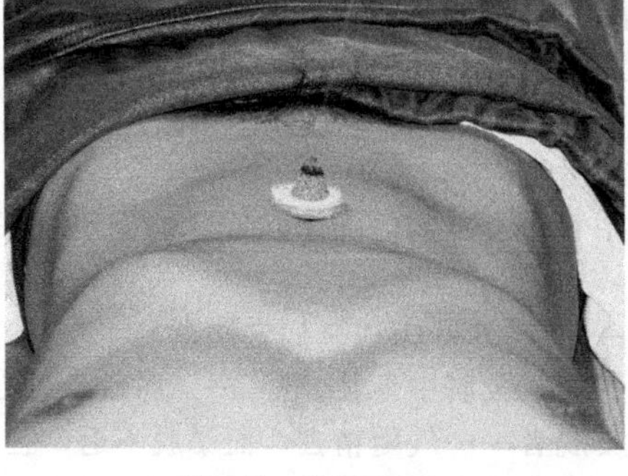

脱三针　神阙隔姜灸

【组方与主治】

“脱三针”由百会、水沟、神阙三穴组成，为靳老根据经脉循行选穴组方。中风脱证等元气暴脱之疾的基本病因病机为五脏真阳散脱于外，督脉为阳脉之海，总督诸阳经，故选取督脉要穴百会、人中。百会，穴居巅顶，灸之具回阳、安神之功；水沟，为醒脑开窍之要穴。根据“孤阴不生、独阳不长”的阴阳互根原理，元阳外脱必从阴救之。任脉为阴脉之海，神阙位于脐中，为任脉补虚培元、回阳固脱之要穴。靳老将三穴结合主治各种虚脱之证，尤其是中风脱证。

【速记总结】

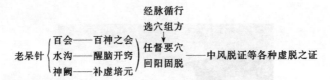

经脉循行
选穴组方
↓
老呆针 { 百会——百神之会；水沟——醒脑开窍；神阙——补虚培元 } 任督要穴 回阳固脱 ——中风脱证等各种虚脱之证

【临证配伍】

适应证	中风脱证
常用配穴	气海、关元、内关、素髎 汗多不止：配复溜、阴郄

【速记歌诀】

百合水沟与神阙，经脉辨证脱三针；
督脉百会水沟穴，任脉神阙脐中央；
元气暴脱亡阳证，回阳固脱显身手。

【研究进展】

“脱三针”中百会、神阙、人中三穴，均为历代医家治疗脱证之要穴。

“尸厥百会一穴美。”——《杂病穴法歌》

“治救卒中恶死，灸脐中百壮。”——《肘后备急方》

“凡色厥之暴脱者……气随精去，而暴脱不返，宜急掐人中”；

“血脱着……宜先掐人中。”——《景岳全书》

1. 失血性休克（hemorrhagic shock）

中医认为，现代医学的失血性休克归属于“脱证”范畴。“脱三针”中“水沟”具有开窍醒神、镇惊之功效，是用以抗休克实验研究最多的穴位之一。刘应柯等[1]运用针刺水沟的方法急救失血性休克患者31例，相比单用西药对照组的31例患者，显示出了血压提升快、复苏效果确定等优势，即使对重度失血性休克患者，在大量补充血容量的情况下，针刺水沟的升压效果和苏醒意识作用均明显优于非针刺对照组。动物实验证明水沟抗休克作用主要机制有[2]：①升高血压和改善微循环；②改善机体酸碱失衡和代谢紊乱。

2. 中风（中脏腑）

张春华等[3]观察46例中西医结合治疗中风（中脏腑）患者的临床疗效，治疗组在西医治疗的基础上加服中药及针灸（脱证选用任脉经穴为主，重用灸法以回阳固脱），对照组仅采用西医治疗。结果显示，治疗组在意识障碍持续时间、病死率、神经功能缺损评分、总有效率上，均优于与对照组，提示中西医结合治疗中风（中脏腑）的临床疗效明显好于单纯西医治疗。

参考文献

[1] 刘应柯，邓增义，张黎帆等．针刺水沟穴治疗失血性休克的临床观察．中国针灸，1999，19（10）：585-586.

[2] 钟毓贤，石现，胡森．针灸治疗失血性休克的研究进展．中国中西医结合急救杂志，2011，18（1）：56-58.

[3] 张春华，杨东山，苏开志．中西医结合治疗中风（中脏腑）的临床研究．山东中医杂志，2003，22（12）：737-738.

参考文献

[1] 袁青．靳三针问答图解［M］．广州：广东经济出版社，2003.
[2] 柴铁劬．靳三针临证配穴法［M］．北京：人民卫生出版社，2009.
[3] 彭增福．靳三针疗法［M］．上海：上海科学技术文献出版社，2004.
[4] 山东中医学院校释．针灸甲乙经校释［M］．北京：人民卫生出版社，2009.
[5] 明·杨继洲．针灸大成［M］．北京：人民卫生出版社，2006.
[6] 杨甲三．针灸腧穴学［M］．上海：上海科学技术出版社，1989.
[7] 石学敏．针灸学［M］．北京：中国中医药出版社，2002.
[8] 高式国．针灸穴名解［M］．哈尔滨：黑龙江科技出版社，1985.
[9] 周楣声著．针灸穴名释义［M］．黄时泰，张载义译．合肥：安徽科学技术出版社，1985.